香りとタッチングで患者を癒す

臨床アロマセラピストになる

命のそばで寄り添うケアリングとは

相原由花

BAB JAPAN

相原由花さんのこと

相原由花さんは、いつの間にか私たち心療内科学講座の一員になっていました。いつの間にかスタッフにも患者さんにも、なくてはならない存在になっていました。そしていつの間にか、学校を創設し、学院長として後進の教育を始めました。そしてまた、いつの間にか兵庫県立大学看護学部に入学し、看護の勉強を始めていました。同時に、いくつもの学校の非常勤講師として指導に当たり、病院ではボランティア活動を続け……。

「いつの間にか」の不思議な人です。しかし、本書に書かれている相原さんのナラティブ(物語)を読んでみてください。すべてが線で結びつき、「いつの間にか」がそれぞれ意味をもっていることに気づかれるでしょう。

私たち心療内科のグループの中でも、竹林直紀先生、黒丸尊治先生との出会いは最も大切な出会いだったと思います。竹林先生は西洋医学と補完代替医療との統合(統合医療)を目指す心療内科医、黒丸先生はホリスティック医学をベースにした緩和ケア医・心療内科医です。お二人との出会いは、きっと広いネットワーク作りとアロマセラピストとしての基本的態度を持つことに強く影響したものと思います。

心療内科に入局当初は、カンファレンスの時にも、片隅で遠慮がちに小さくなっていた相原さんでしたが、それがいつの間にか堂々と発言されるようになりました。そういう場を一つひとつ経て、「心身医学を身につけた唯一の臨床アロマセラピスト」としてのアイデンティティを確立されたのではないでしょうか。

心身医学では Therapeutic self（治療的自我）を最も大切にします。同じ治療技法を用いるにしても、治療者の自己への目覚めが治療効果を左右するわけです。たとえば、プラシーボ効果（偽薬効果）は、どのような種類の薬でも30％あると言われています。しかし、信頼関係のある医師患者関係では効果は60％になると言われているのです。

臨床アロマセラピストには、クライアントとの関係性を重視したコミュニケーション能力が必要になります。また、臨床アロマセラピストには4つの基本的な考えが必要だと著者は述べています。それは「全人的」「ケアリング」「個別性」「創造性」です。この4つは心身医学のキーワードでもあります。相原さんはそれらを兼ね備える心身医学のトレーニングを積んだ数少ない臨床アロマセラピストなのです。

さて、臨床アロマセラピストの役割は医療のなかで、どのような位置を占めるのでしょう。そのためには、タッチやマッサージの生理学的効果とエッセンシャルオイルの薬理学的効果がどのようにして心身に影響するのか理解しておく必要があります。そして、それらを支えるセラピストとクライアントとの信頼関係が最も大切であることはお話しした通りです。詳しくは本書を読んでいただきたいと思いますが、エッセンシャルオイルはクライアント個々人の症状や体質に合った成分と香りが必要になります。香りは鼻粘膜を刺激し大脳に影響及ぼします。皮膚からは個々のオイルの成分が吸収され、薬理学的効果を発揮します。このように個別性の高いセラピーですが、実際、慢性疼痛患者の治療を相原さんに依頼し、救われた患者さんはたくさんいます。西洋医学的治療とアロマセラピーという補完代替医療を組み合わせ、統合することによって、今後大いに治療の幅が広がるはずです。

私も相原さんに2度アロマセラピーを受けました。一度目は医局旅行でした。短時間だったのですが、「寝たと思ったら朝だった」というほど熟睡しました。その朝の爽快な気分は今でも忘れられません。二度目はこの文章を書き始めた頃でした。あえて相原さんにお願いし、フルコースのアロマセラピーを体験させてもらいました。まず、問診から始まりました。症状や体調を話し、どの香りが好みかを決めるために何種類ものオイルを嗅ぎ、その結果、4種類のエッセンシャルオイルがブレンドされ、セラピーを受けるという流れでした。

セラピー開始後まもなく心身がリラックスし始め、肩こりが和らいでいきました。そして、いつの間にか眠ったような状態が続きましたが、意識は明瞭でした。単なるマッサージであれば眠ってしまうところです。もし脳波を記録していたら、α波からθ波に移行していたのではないでしょうか。セラピー後は、かつて体験したことのない寛ぎと安らぎと爽快感を併せ持った心身の状態に至りました。翌日、驚いたことに三回の排便がありました。私は通常快眠、快食、快便なのですが、一日三度の快便を経験したことはありません。どのような生理学的・薬理学的効果が消化管に及んだのでしょうか。

アロマセラピーは、医師とのチーム医療によって、西洋医学を補完するだけにとどまらず、健康の維持と予防に対しても可能性を秘めたセラピーです。疼痛医療、緩和医療、リハビリテーション、不妊医療、そして医療スタッフへのケアといったさまざまな領域に相原さんは挑戦しています。本著では、相原さんの「臨床」アロマセラピーにかける熱意が伝わってきます。相原さんに続いて多くの人が臨床アロマセラピストが育つことを願っています。本書はその際の最も大切なテクストブックになるでしょう。

相原さんには、「臨床アロマセラピスト」としてのナラティブを完成させてもらいたいと願っています。

関西医科大学名誉教授　中井吉英

はじめに

みなさんは、魂に触れたと感じる瞬間はありますか？　それはそれは温かい、心が満たされていく瞬間です。私は臨床アロマセラピストになって、はじめて経験しました。肌と肌が触れ合うことは、お互いの魂が触れ合うことなのかもしれません。そして香りはそんなクライアントと私の間をさらに強く結びつけてくれます。

最初に、私のことを紹介します。私は２０００年に英国ＩＴＥＣ認定アロマセラピストになり、初め自宅で開業しました。翌年から関西医科大学心療内科の研究員となり、西洋医学と代替医療を統合した患者中心の医療を目指した「統合医療プロジェクト」のメンバーになりました。そして、附属病院で臨床実践と研究、看護師への教育を開始し、現在に至っています。

研究員になってすぐ、大学の近くにケアルームを移し、関西医科大学附属病院に通う患者さんを中心に毎日の臨床が始まりました。当時は病院で活動するアロマセラピストは非常にまれで、ましてや大学病院でのアロマセラピーの実践となると、これまで経験した人はおらず、そのためにすべてが手探り状態で、とにかく緊張と勉強の毎日だったことを思い出します。

臨床現場を経験していくうちに、私ひとりがんばっていてもアロマセラピーを希望される患者さんすべてにケアを行うのは不可能だと気づき、「一緒の思いで取り組んでくれるアロマセラピストをたくさん誕生させよう」と、２００２年にアロマセラピストを養成する学校を医師と共に設立し、プロフェッショナルアロマセラピストを養成してきました。

私自身は現在、アロマセラピストとして、心療内科クリニック・不妊症専門クリニック・リハビリ病院・緩和ケア病棟や高齢者施設に臨床現場を持ち、卒業生とともにボランティア活動にも出かけています。そして週末は学校でアロマセセラピストの教育に携わり、関西医科大学心療内科学講座研究員として研究と学会発表を続けています。

さらに２００６年４月からは、「ケアの本質」を学び、「ホリスティックナーシング（全人的看護）」の研究をするため、兵庫県立大学看護学部の学生となり、私より四半世紀もあとに生まれた学生たちと一緒に勉強し、病院実習では新たな感覚で患者さんと向き合ってきました。使う技術や表現方法は違う部分もありますが、ケアの根底にある「人を大切にする」「人に寄り添う」という思いは、看護でもアロマセラピーでも同じです。大学院ではどうすればもっと医師の理解を得られるか、また、どうすれば看護師によるアロマセラピーと、臨床アロマセラピストによるアロマセラピーがうまく融合し、より患者さん中心の温かい医療を実現できるかという新しい課題に取り組みました。

また、２００９年2月に独立し、ホリスティックケアプロフェッショナルスクール（ＨＰＣＳ）を設立。「教育」「実践」「研究」の３つを柱に臨床アロマセラピスト®の養成と院内ケアルームの運営に力を入れています。

それ以外に、関西医科大学の非常勤委嘱講師、看護大学、看護専門学校の非常勤講師、日本看護協会の非常勤講師、製薬会社講師、病院などでセミナー講師としても仕事の場をもっているので、まわりからは「マグロのような生活」（＝止まったら病気になる）と言われていますが、自分ではとても充実した毎日と感じています。

でもそんな私の様子から、よほど何かあると思うのでしょうか、雑誌や新聞の記者の方に「どうしてアロマセラピストになろうと思ったのですか？」とよく聞かれますが、いつもどうお答えしたらいいか困ってしまい、「何となくピンときて」などと曖昧な答え方をしてしまいます。

確かに、雑誌で「アロマセラピスト」という言葉を目にしたのがきっかけではあるのですが、もっと前から私はこの道に来るように導かれてきたのではないかと思うことがあります。哲学的に言えば、「内なる促し」ということでしょうか。「アロマセラピスト」という言葉を目にした時、無性にこれをしなくてはという衝動に駆られ、それはこれまでの仕事や趣味への興味とは違い、大きなうねりとなり自分の奥底から沸き上がってきた……そういう感じだったのです。

最初の大学では教育学部を選んだものの、「子どもの教育」にまったく興味が持てず４年間を過ごしました。そんな私が、奇しくも就職先の企業で人事教育課に配属になり、従業員３０００人の「大人の教育」に携わることとなったのです。人と関わることが得意ではなく、特に人前で話すことが大の苦手だった私が社員教育という仕事に就き、否が応でも「人との関わり」にどっぷりつかり、考えなければならなかった10年間も、もしかしたらコミュニケーション能力が大切なアロマセラピストのための修行がすでに始まっていたのかもしれません。

臨床現場では、複雑な社会的背景を持ち、刻々と変わっていく身体状況や心理状態を持つ患者さんに対して、安全にしかも何らかの効果をもたらすように仕事をしなければならないので、毎回緊張や難しさが伴います。でもどんな困難にぶつかっても、今まで一度もこの仕事を辞めようと思ったことはありませんし、無謀にも「内なる促し」という根拠のない確信に従って臨床アロマセラピストとしての人生を選択したことは、今でも間違っていなかったと思っています。それは、患者さんとの関わりを通して、「生きる」ことの素晴らしさを感じることができ、人の優しさにふれることのできるこの仕事は、やはり私にとって何よりかけがえのないものだと感じるからです。

今、私は「ケア」や「教育」という広い視野でアロマセラピーを検証しながら看護領域で研究をしていますが、『「治療」できない人はいても「ケア」できない人はいない』ということを実感するたびに、臨床現場における「アロマセラピー」の可能性に大きな期待を感じます。

がんでなくなる方が死亡者数の30％を越え、糖尿病や高血圧症などの慢性疾患が増え、さまざまな苦悩の果てに自らの命を絶つ人も後を絶ちません。また深刻な少子化の中、一方ではこどもの心身の発達問題や身体的、心的、性的な虐待（abuse）も大きな社会問題になっている現代において、香りやタッチという有効な癒しの手段をもつ臨床アロマセラピストの必要性はますます高まっていくでしょう。

最大限自分を生かせる臨床アロマセラピストの仕事は、「人を大切にしたい」という強い気持ち、想像力、判断力、学ぶ意思、真摯に受け止める心があれば、誰でもその道は開けます。

人の役に立つ仕事がしたい！臨床アロマセラピストになりたい！と思った時、またそういう機会を得たものの、何をどうしたらわからない時、臨床に入って壁にぶつかってしまった時……この本が読者の皆さんの新しい気づきになり得れば幸いです。

「誰にでも人を癒す力がある」と私は思います。

あなたもなってみませんか？　臨床アロマセラピストに。

● 目次 ●

相原由花さんのこと……001
はじめに……005
第1章　ナラティブ（語ること）の大切さについて……013
第2章　臨床アロマセラピストってどんな仕事？……027
第3章　私が臨床アロマセラピストになるまで……051
第4章　さまざまな患者さんとの関わり……079
患者さんとの関わり①　～心療内科・慢性疼痛～……082

患者さんとの関わり②～心療内科・パニック障害～……097
患者さんとの関わり③～心療内科・摂食障害～……109
患者さんとの関わり④～婦人科・不妊症～……131
患者さんとの関わり⑤～緩和ケア科・がん～……144
第5章　臨床アロマセラピストに期待されること……169
第6章　これからの臨床アロマセラピストたちへ……213
おわりに……226

第1章

ナラティブ(語ること)の大切さについて

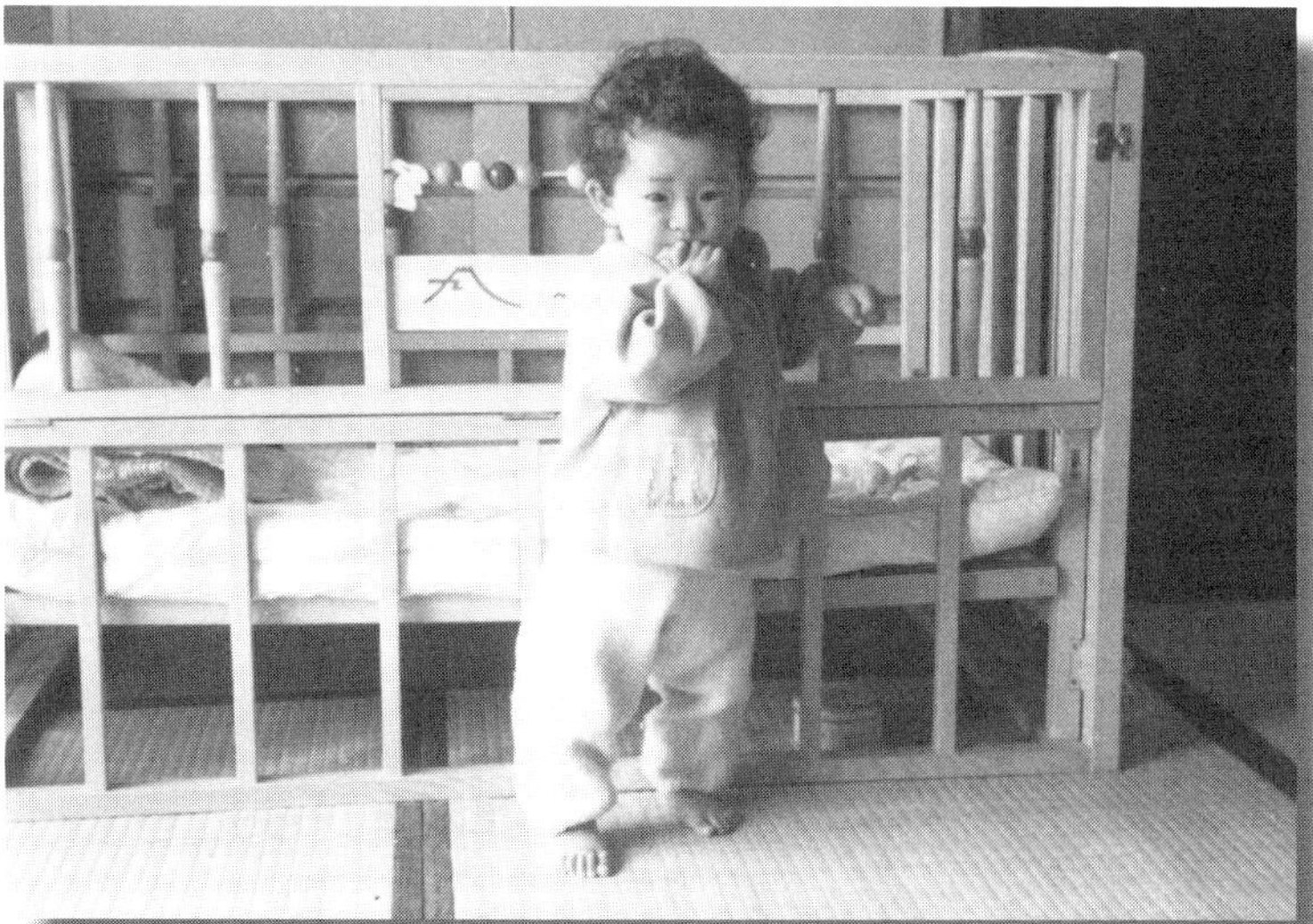

小さな命の誕生

1月の雪の降る夜に彼女は誕生しました。3800gの少し大きいサイズの赤ん坊で、太い低い声で「ガーガー」と泣いていたそうです。妻の初めての出産を祈りながら暗い廊下で待っていた夫は、その赤ん坊の太くて低い産声（病院で有名だったらしい）を聞き安心したのでしょうか、涙が止まらなかったといいます。

ところが喜びもつかの間、生まれたばかりの赤ん坊はすぐに高熱を出し、肺炎を起こしてしまいます。数日間熱はなかなか下がらず、とうとう両親が医師に呼ばれ、告げられたのは「命の保証はできません。もし回復しても障害が残るかもしれないので覚悟してください」という言葉でした。

2人は若くして結婚し、苦しい生活の中で誕生してくるわが子との対面の日を心から楽しみにしていました。妊娠中の妻はすこぶる健康で「2人分だから」とバクバクご飯を食べ、まるまると太った大きなお腹を誇らしげに突き出しながらいつも幸せそうに笑っていたそうです。その2人に思いもよらないできごとが訪れたのです。

自分を責め、泣きじゃくる妻を励ましながら夫は気丈に振る舞っていましたが、とうとう気持ちが抑えられず、最後は2人で抱き合いながら何時間も泣きました。

さんざん泣いて泣き疲れて眠る妻のそばを離れ、夫はひとり整理できない心を落ち着かせようと病室の廊下に出ました。そして廊下の窓から降り続ける雪をただぼんやり見つめていたその時、ふっと下を見ると雪が降り積もった煉瓦の花壇に小さな花が咲いているのを見つけました。夫は「きっとあの子も生きようと頑張っているに違いない。親としてしっかりしなければ。もし障害が残ってもこの花のように可愛くたくましく育てていこう」と決心したのです。

その思いが通じたのかその後少しずつ熱が下がり始め、赤ん坊は生命の危機は脱し、「生きる」ことを許されました。夫はのちに「あんな雪の中で何の花が咲いていたんだろう」と不思議に思ったそうですが、夫が見たものが本当の花だったのか、それとも夫婦の祈りの幻だったのか今となってはわかりません。でもその強い思いが届き、赤ん坊はもう一度命を与えられたのです。

夫婦は、こうして赤ん坊の小さな命の誕生の重みを知ることとなりましたが、どんな命の誕生も尊く、この世に大切でない命などありません。命を与えられることは、同時に生きる苦しみを味わうことでもありますが、奇跡と願いと愛に満ちた誕生の時を忘れてはいけないのだと思います。

泣いてばかりの子供時代

赤ん坊はすくすく育ちましたが、とにかく「泣き虫」で何をしても泣いてしまう子どもでした。一日何リットルの涙を流しただろうというぐらい泣いていたのです。幼稚園で掃除をしていると先生がからかって「ば〜っ」と言うだけでワンワン泣いていました。先生もおもしろがって毎日、掃除の時間に、同じ場所で「ば〜っ」と言い、彼女もまたこの状態を避ける知恵もなく、懲りずに同じ時間に同じ場所で泣いていたのでした。

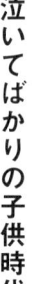

しかも彼女は「ボール貸して！」とか「遊ぼ！」などという子どもが誰でもするコミュニケーションができず、うじっとみんなのそばについていることしかできない子でした。一度だけ親の都合で朝早く幼稚園に預けられた時があり、その時にいつも触ることのできない綺麗な色のボールを3つ全部胸に抱きかかえ、幸せ一杯な気分になれたことが最高の思い出というのですから、かなり悲惨な幼稚園時代だったようです。

中でも彼女が最も嫌がっていたのが「人の注目を浴びる」ことでした。習っていたオルガンもみんなと弾いている時は楽しく弾いているのですが、当てられると途端に激しく泣くので、何度か試みた先生も諦めて二度と彼女を当てることはありませんでした。そんな状態は小学校でも変わらず、「本読み当番」と書かれた紙でつくられた三角柱が視界に入った途端、恐怖と不安で涙が止まらなくなり、結局彼女の机に「本読み当番」がたどり着くまでの3日間泣き続け、いざ自分が読まなければならなくなるとさらに大きな声で泣き、先生が諦めてくれるのをひたすら待っていたのでした。

そういうことはいつまでも隠し通せるものではなく、家庭訪問で担任の先生からその状態を母親に告げられ、その場に呼ばれた彼女は、先生と母の前で「つばめ」というタイトルの文章を泣きじゃくりながら読まされたのでした。

当時を振り返って、「『うじっとした泣き虫な自分』だった。そして『いつも親に気を遣う子ども』だった」と分析しています。彼女の母親は「自分たちが早く逝っても一人で生きられるように」というのが口癖で、それに応えたいと必要以上に思ってしまったようで「親に認められたい」という気持ちが強く彼女を縛っていたのでした。それが、何をするときも「失敗してはいけない」という緊張感になり、人前に立つ＝失敗するかもしれない＝親に認めてもらえないという方程式が成立し、そのプレッシャーに耐えきれず、「もう無理！」と声を出す代わりに涙を流していたのでした。

泣き虫からの卒業

彼女自身も泣き虫で愚図な自分が嫌でした。「どうしてみんなのようにはつらつと発言できないんだろう……」。心に闇のようなものがいつも被さっていました。しかし彼女が小学校5年で小学校を転校した時、やっと「泣き虫な自分」から脱却するチャンスが到来したのです。

転校先のクラスには、当然今までの彼女を知っている人は誰一人いません。「愚図で泣き虫な自分とサヨナラできるのは今しかない」、そう思うと小さな勇気がわいてきました。国語の時間、「この時、作者はどんな気持ちだったでしょう」と作品について感想を求められた時、彼女は生まれて初めて手を挙げたのです。もちろん清水の舞台から飛び降りるほどの勇気をもってても、彼女の手は机から5センチほどしか出ませんでしたが。ところが、先生は恐る恐る出した転校生の5センチの手を見つけてくれたのです。当たった彼女は蚊の鳴くような小さな声で「嬉しかったと思います」と答えたところ、「そうですね、作者は嬉しかったんですね！よく答えられました！」と、先生は彼女の声の30倍ぐらいの大声で褒めました。その瞬間、彼女は11年間の暗闇から解放されたのでした。

次の3学期には彼女は学級委員に選ばれたのですから、その変わりようはすごいものだったでしょう。「たかが人前でしゃべるぐらいどうってことはないのに」と思う人もいるかもしれませんが、彼女にとっては「話せない」「泣けてしまう」ことで心と体がバラバラになるほどの苦悩があり、手を挙げて「嬉しかった……」と答えることは、11年間のすべてのエネルギーを費やすほどの勇気が必要でした。その精一杯の声を受け止めてもらえた時、魂が救われた感じさえしたのです。

自律と自立の始まり

泣き虫を卒業した彼女が次に解決しなければならないことは「親からの自立と自律」でした。「自立」とは、「他の助けや支配なしに自分一人の力で物事を行うこと」、そして自律とは、「他からの支配や助力を受けず、自分の行動を自分の立てた規律に従って正しく規制すること」（大辞林第二版、三省堂）です。

３年後、高校受験の前にその時がやってきました。泣き虫な自分とはサヨナラできても「失敗してはいけない」という子どもの頃からの刷り込みは相変わらず強く心を支配し、受験の緊張からか1ヶ月ほど前に突然首が右に極端に向いたまま正面に戻らない「痙性斜頸」という症状に見舞われてしまいました。首を正面に向かせようとすると、まるでゼンマイ仕掛けのようにギリギリと音を立てるようにぎこちなく動き、何とか首は正面を向くものの全身の力を使わないとその状態を保つことができないのです。疲れて力を抜くと、信じられないほどの角度で右に首が回ってしまいます。それに従って首や肩、腕全体に力が入り、肩が二回り小さい洋服に袖を通したように、中心に向かって収縮してしまうのをどうすることもできませんでした。

30年前にはまだ一般には「心身症」という概念はなく、まして「痙性斜頸」などという病名は知られていなかったので、首が極端に右に回った彼女の姿に中学の担任の先生はびっくりし、すぐに彼女を近くの内科に連れて行きました。

医師と担任の先生が話をしているあいだ彼女はしばらく待合いで座っていました。その間、周りでそんな首が右に行ったまま生活している人を見たことがなかったので、この病気は奇病できっと治らないのではとぼんやり思っていました。しかし「このまま右に回った首で生きていくことになったらお嫁に行けない」とか「みんなに笑われる」という15歳の女の子が考えられる最高の不安でいっぱいだったにもかかわらず、一方で「母が自分を心配する姿を見たい」と期待を抱いていたのです。

彼女を見た母親は、案の定「あー」という声にならない声を出してオロオロしていました。その後彼女は筋弛緩剤を注射され、母親は医師に呼ばれしばらく話し、2人で帰宅しました。薬が効き、彼女の首は少し緊張がゆるんだため、45度程度まで正面を向くようになっていました。それでも自分の部屋に入り、なんとか受験勉強を始めようと思った時、母親が涙を一杯ためて部屋に入ってきたのです。

母親はおもむろに、椅子に座っていた彼女の横にしゃがみ、彼女の左腕をさすり始めたのです。「ごめんね、ごめんね、お母さんが悪かった。こんな身体にさせたのは私のせいだわ。本当にごめんね。もう無理しなくていい。お母さんはあなたが一番大切だから……」

彼女の腕をさする母の手のひらは温かく、その温かさで彼女は心も体もゆっくり溶けていくのを感じていました。彼女の頬を流れる涙は「これですべてが終わった」という安堵の思いと「母にやっと愛された」という幸せの涙でした。

彼女は親に気に入られるためにどれだけの嘘をついてきたことでしょう。どれだけの気を遣ってきたことでしょう。そんな孤独な闘いが今終わったのを感じたのです。

泣き虫で愚図な彼女をずっとかばい続けてくれた父親のお陰で、何とか15年間自分を保つことができましたが、とうとう限界を超え「痙性斜頚」という身体の症状として現れたのだと思います。でも母親にしてみれば子育ては初めてで、何とか彼女をしっかり育てようと必死だったのだと思います。彼女もそんな母を心から憎むようなことは一度もなく、ただただ「優しくしてほしい」「愛していると言って欲しい」それだけの思いだったんだとアロマセラピストになった今は理解できます。

関わりの中で自分を見出す

もうお気づきですね。これは私のライフストーリーです。私の「由花」という名前は、雪の中で咲いていたあの花を見て名づけられました。

こうして長々と私の子どもの頃のお話をしたのは、「どんなクライアントにもその人しか経験することのできない人生のストーリーがある」ということを知っていてほしかったからです。

人はひとりで生きているわけではなく、実に多くの人との関わりの中で生きています。

そうした関わりの中で、出会い、感じ、考え、苦悩し、そしてその結果、新しい見方や考え方が生まれ、それが気づきとなって人生を変えていきます。

以前伺った児童保護施設で、アロママッサージを受けた6歳のマリちゃんが、しばらくして照れくさそうに近づいてきて、ソファーに座っていた私の膝に身をよじりながら倒れ込み甘えてきました。私は恥ずかしそうにしているマリちゃんのおでこを撫でながら、あのときの母の手の温かさを思い出していました。何とも言えないフワッとした温かさ、目をつぶりたくなるような安心感。私はマリちゃんの心が一杯になるまでしばらく額や腕をなでたり、お腹に手を当てていました。もし私に母との葛藤やそのあとの許しの経験がなかったら、こういう思いでこの子のお腹をさすれただろうか。

私はよく講義の中で「『乾いた心が満たされ、幸福感に包まれる人の肌の温かさと優しさ』、これこそがアロママッサージの本質であり、タッチは人を大切に思うというケアリングの自然な表現なのだ」という話をします。この思いは紛れもなく子どもの頃のこうした経験から生まれてきたもので、私が臨床アロマセラピストに導かれていったのもこの経験が大きく影響していると感じます。

人の肌の温かさは何よりも患者さんの心身にエネルギーを満たしていくことができます。

そこに喜びを感じられる自分であることに今はとても感謝しています。幼少期の経験は苦しかったけれど私には大切な経験であり、この経験があったからこそ臨床アロマセラピストとして大切な、癒し癒されることとの素晴らしさを身を持って学ぶことができたのだと思うのです。

クライアントのナラティブを受け止める

永遠に変わらない人なんていません。皆さんも今までの人生を思い出してみてください。10代、20代、30代……と変化してきた自分を見ることができますよね。顔やスタイルも変わっていきますが、なにより多くの経験によって心が成長していくことを感じると思います。私もこれまでの人生を経て、以前とは物事のとらえ方が全く違っています。若い頃の私は、とても偽善的に聞こえる「愛」とか「信頼」という言葉が嫌いだったのですから、変われば変わるものです。ただその意味がわからなかっただけなのですが……。私も多くの人と出会い、多くの経験をし、自分の考え方や行動が変わり、人生の出来事の意味が変化していっているのです。

クライアントも同じように、人生の中で出会った人たちや出来事によってどんどんストーリーが変化していきます。そして今、「病い」を患ったという大きな出来事によって、さまざまな苦しみや恐怖を経験し、同時にたくさんの人と関わり、支えられながら、また大きく人生のストーリーを書き換えようとしているのです。

交通事故で大けがをしたある患者さんは「事故は私からすべてを奪ったと思っていた。でもそうではなかった。私を大切に思ってくれる人がこんなにたくさんいることがわかったから」と不幸なだけだった事故の意味が変化したことを語っています。この患者さんの人生のストーリーがまた書き換えられたのです。

臨床現場では、つらい治療や日常とは違う環境の中で生活するストレス、死の恐怖や障害を持ちながら生活することへの不安などを抱えた心細い気持ちの方がたくさんいらっしゃいます。またそのような患者さんを支える家族の苦悩があります。私たち臨床アロマセラピストは、そんなクライアントや家族の一人ひとりの心と体を支えながら、クライアントが苦しみを乗り越え、人生のストーリーを書き換えていく過程を見守っていきます。

ほとんどの場合、クライアントの人生のストーリーはクライアントの言葉による「語り」で表現されます。つまりクライアント自身が自分の言葉で語る中にこそ、クライアントの本当の姿があるのです。その語られるストーリーを「ナラティブ（物語）」といい、そこに表れるクライアントの姿を「物語としての自己」といいます。そしてそれぞれのナラティブは独り言では成立せず、聞き届けてくれる相手がいて初めて成立します。私のナラティブも読んでくださる皆さんがいてこそ成立し、それによって私を少し知っていただけたかと思います。

よい香りの中で心と体が解き放たれる瞬間を味わうアロマセラピーは、語りやすい環境や心身の状態をつくることができるため、私たちアロマセラピストは物語を聞き届ける人としての重要な役割を担う場面によく出会います。

そんな時、臨床アロマセラピストには、クライアントの口から語られるそのストーリーを自分の価値観ではなく、クライアントの価値観でどれだけ理解できるかということが求められます。つまり、クライアントの価値観でそのストーリーを理解できるかどうかがセラピーの結果に大きく影響してくるのです。

だからといって、生まれてからの人生のストーリーすべてを聞かなければアロマセラピーが行えないということではありません。コンサルテーションや施術のあとに垣間見るストーリーによって、クライアントにはいろいろな人生があるということ、またどの方も一生懸命生きていて、語られるどんな人生にも意味があると尊敬の念をもって接することを大切にして臨んでほしいのです。

そのためには、クライアントの言葉一つひとつに真摯に耳を傾けてください。そして、言葉にできない「語り」にも耳を傾け目を配ってください。クライアントのさまざまな表情や姿勢、声のトーンなどに表わされる非言語的なものにも注意を払うことが大切です。例えば、臨床ではクライアントの涙によく出会います。しかし涙にもいろいろな種類があります。悲しい涙、淋しい涙、悔しい涙、嬉しい涙、魂に触れたときの自然な涙、そして子どもの私のように不安から逃れるための涙もあります。涙を流すという行為ひとつとってもそこにはたくさんの感情があふれています。その感情をしっかり受け止められれば、もうすでに臨床アロマセラピストとしてその一歩を歩み出していると言えるでしょう。

さあ、クライアントを理解するために、まず自分を理解してみましょう。そのためには自分のストーリーを振り返ってみるところから始めてみるのもよいかもしれません。

皆さんはこれまでどんな人生でしたか?

第2章

臨床アロマセラピストってどんな仕事？

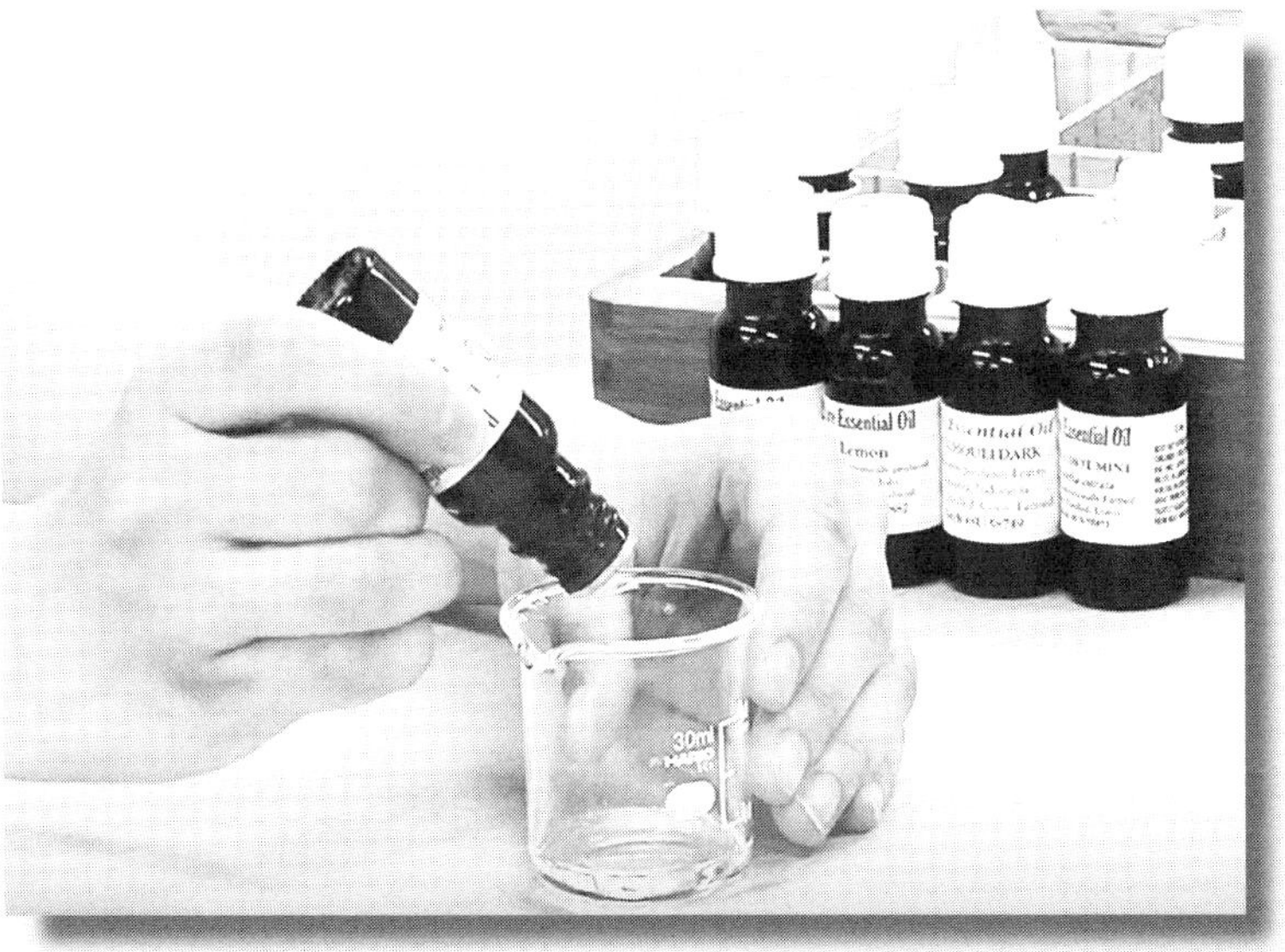

アロマセラピーについて

セミナーなどで「『アロマセラピー』という言葉を聞いたことがありますか？」と尋ねてみると、「知っています」あるいは「言葉だけは知っています」といった返事が返ってくることが多くなりました。私がアロマセラピーを始めた10年前は、ごく一部の地域や人たちの間でしか話題になっていなかったので、とくにここ数年のアロマセラピーの一般社会への急速な広がり方には目を見張るものがあります。

アロマセラピーでは、植物の花・葉・茎・根・実・木幹から抽出した「精油（エッセンシャルオイル）」と呼ばれるフローラル系、ハーブ系、スパイス系などさまざまな香りを持つ液体を使用します。光と酸素と熱を嫌う精油は、遮光ビンと呼ばれる茶色や青色の小さな小瓶に入って売られており、精油5㎖が数百円で買えるものから数万円もするものまで、抽出量や需要量によってその値段はまちまちです。特有の香りをもち、アルコールや油脂には溶けても水にはほとんど溶けず水面に浮くという性質があります。可燃性もあるので火の近くでの扱いには注意しましょう。

また、精油はそれぞれ異なる配分の成分を複数持ち合わせます。例えばローズ・オットー（*Rosa damascena*）などは３００種類以上の成分を含むことが分かっていますが、それでもまだ１００％の分析はできていません。分析機器が発達すればこの成分の種類はさらに増えると思いますが、１００％すべてを分析することは難しいかもしれません。つまり、人工で精油を製造することはできないということです。同じような香りをつくることは可能ですが、全く同じ精油を合成することはできないので、香りだけでなく、その成分も重要となるアロマセラピーでは、何も手を加えない精油の自然の力そのままを人間に使います。

精油は透明のものはほとんどなく、中には濃い黄色や緑色、青色をしたものもあります。サラダ油のような粘り気はなく、さらっとした液体で、植物の種類や抽出される部位によって香りが異なってきます。またそれらは、栽培される土地の性質や気候などによっても変わり、見かけは一緒でも遺伝子が異なるために成分の種類や割合が違うケモタイプと呼ばれるものもあります。

保存期間は柑橘系なら半年、それ以外では1年とされていますが、サンダルウッドやベチバーのように少し寝かせてから使用した方がいい香りを放つものもあります。

いずれにしても、最初に封を開けた時と香りが違うな、あるいは嫌なにおいがするなと思ったら、期限内でも使用はやめましょう。酸化した精油をアロママッサージなどで使用すると、皮膚に炎症が起こることがあるからです。

香りの正体は「芳香性有機化合物」という小さな分子の集まりです。香りから受ける「いいにおい」「さわやか」「甘い」「くさい」などという感覚は、鼻から入ったこの芳香性有機化合物が、嗅上皮というところで電気信号に置き換えられることで、脳に刺激が与えられ、起こってくるものです。記憶などと結びつけられながら、「好き」か「嫌い」かの判断が大脳辺縁系の中の扁桃核で行われます。「好き」と感じれば、脳は交感神経という興奮する神経を抑え、「嫌い」と感じれば逆に交感神経を高めてしまい、香りは悪いストレスに変わります[1]。

精油の使い方としては、部屋に香りを漂わせる「蒸散」や、ティッシュやハンカチに垂らして鼻に近づけ吸い込む「吸入」という方法のほか、お湯に精油を入れての入浴、手や足を温める手浴、足浴などがあります。また、ホホバオイルやアーモンドオイルのような植物性の油脂に精油を数滴入れ「アロママッサージ」をする方法も一般的です。アロママッサージでは、スウェーデン人のペール・ヘンリック・リング（１７７６〜１８３９）が発案したスウェーデン式マッサージを応用したものが現在はよく使われています。

アロマセラピーという言葉は１９３７年に生まれましたが、植物と人間の関わりの歴史は古く、いつ始まったか定かではありません。古代エジプト時代の壁画には、19歳で亡くなったツタンカーメン王が王妃からオイルマッサージを受けている絵がありますし、また王の墓から「ミルラ」や「シダーウッド」などの香りが漂い、これらの精油がミイラの殺菌、防虫に一役買っていたのではとも言われています。また近代西洋医学の父であるヒポクラテスは、薬として植物を用い「薫香」「入浴」「湿布」「マッサージ」を治療として行っていたと言われていますし、19世紀に活躍したナイチンゲールは、傷ついた兵士に、鎮静や鎮痛の目的でラベンダーの精油を用いたという記録もあります。このように、アロマセラピーは有史以来世界中で多くの人々の健康管理や病気治療に深く関わっており、慢性疾患やストレス関連疾患が増えている現代社会の中で、再び注目されているといってもとくに不思議な話ではないのかもしれませんね。

国内でのアロマセラピーの発展

アロマセラピーは１９９０年ごろ日本に登場しました。英国で学んだアロマセラピストたちが雑誌などで取り上げられ、植物の香りやマッサージは癒しを求める時代とマッチして一気に人気に火がついたのです。

その後、美容と健康を目的としたアロマセラピーへの関心の高まりが第２のブームとして起こり、ここでは他人に施すためでなく、主に自分や周りの人のための家庭で行うアロマセラピーが中心でした。このころから精油の知識やアロママッサージの技術を教える学校が誕生し、癒しや健康のサロンがいたるところで開業し始め、専門店も増えてきました。日本では、精油は食品として輸入されたものは珍しく、ほとんどは「雑貨」として売られています。最近ではバラエティーショップや化粧品店でも見かけるようになり、自分の体や心のケアにちょっと使ってみたい、手作り化粧品を作ってみたいと思えばすぐに手に入る環境になりました。

またアロママッサージを受けたければ、町なかにたくさんのサロンがあり、精油を入れたオイルを使って施術してもらうことができます。

私も仕事に疲れて心や身体のエネルギーが枯渇したなと思う時は、友人のアロマセラピストのケアルームに行って癒されています。アロマセラピーマッサージは本当に気持ちがいいものなので、心も身体も楽になり「また頑張って仕事しよう」という気になります。そんな時はつくづく「アロマっていいものだな」と感じます。

このように、「精油」や「アロママッサージ」が人々の生活をより快適にするためにいろいろと利用されている時代になったことはとても喜ばしいことですが、欧米でのアロマセラピーは西洋医学を補完または代替《だいたい》する療法として認知されています。この本ではもう少し専門的に「アロマセラピー」のセラピー（療法）部分に焦点を合わせ、疾病や不調を持つクライアントの回復のお手伝いをする「臨床アロマセラピスト」の役割についてお話ししたいと思います。

療法としてのアロマセラピー

「療法」を辞書で引くと、「薬や手術などによらない心理、物理療法をいう」（大辞泉）とあります。つまり、西洋医学とは異なるやり方で、心や体の健康を促進、回復していくことです。

医療においては、大きくメディカルアロマセラピーとホリスティックアロマセラピーの２つに分けられます2)。

【メディカルアロマセラピー】

メディカルアロマセラピーは、フランス式アロマセラピーとも言われています。

メディカルアロマセラピーは、「アロマセラピー」（Aromathérapie）という造語を作り、この世に誕生させた創始者モーリス・ガットフォセによって研究がすすめられました。

フランスの科学者ルネ・モーリス・ガットフォセは、植物の殺菌作用の研究中に起こした爆発事故により火傷を負いましたが、ラベンダーオイルによって1年ほどで傷が治癒したことから、精油の持つ殺菌作用以外の薬理作用についても研究しました。１９２７年、精油の薬理作用について科学雑誌に研究論文を発表し、１９３７年〝Aromathérapie〟という造語をタイトルにした本を出版しました。これが「Aromatherapy」の始まりです。フランス語ではthérapie「テラピ」に近い発音のため、日本では一部「アロマテラピー」とも呼ばれることもあります。

ガットフォセはこの本の中で、「注目すべきは精油の桁外れの殺菌作用だけでなく、組織修復することもできることだ」と書き記しており、実際、第一次世界大戦中、頭部の創傷・火傷・大腿の開放骨折や切断面・潰瘍などの治療薬として精油を使用して効果を確認した1)と記されています。同じ頃、イタリアの医師ジョバンニ・ガッティーとレナート・カヨラもアロマセラピークリニックを設立し、精神障害やと癌を含む皮膚に対する精油の臨床研究を行ったといわれています[2)]。

その後、フランスの軍医ジャン・バルネは、インドシナ戦争において、戦傷だけでなく、精神障害の治療や薬剤によるうつや幻覚症状に対しても精油を使用し、さらには薬草療法と食事療法も併せて内服させる治療を行い、成果を上げています。また"Aromathérapie"（邦題『ジャン・バルネ博士の植物・芳香療法』）の中では「精油は特に抗菌作用に優れている。化学的殺菌方法と違い、微生物だけに効果があり人間の細胞組織には無害であるため大きな意義がある」と記しており、精油の薬理作用について更なる研究がすすめられていたことがわかります。

現在でもフランス・ベルギー・ドイツでは、こうした主に感染症に対して精油が殺菌や組織修復の目的で使用され効果の報告がされ、その有効性について多くの研究報告があります。

このように、医療従事者が精油を治療薬として内服、坐薬、皮膚塗布などの方法で使用する場合、「メディカルアロマセラピー」と呼ばれます。ただしこの場合、精油は治療薬としてとらえられるので、例えば香りの心理的作用やアロママッサージによるタッチの効果などは重要視されません。あくまで精油はその薬理作用で「病気「や「症状」に対して直接アプローチします。従って、現在の治療薬と同じで短期間、局所に、高濃度での使用になります。

日本でも医師や化学者を中心に研究がすすめられており、褥瘡《じょくそう》（圧迫による組織の壊死）などに対するティートリー油の効果[3)]やピロリ菌（胃潰瘍の原因となる細菌）に対するレモングラスの効果の研究なども発表されています[4)]。医療従事者の方々でアロマセラピーを治療として導入される場合は、こういうメディカルアロマセラピーの知識は役立ちますし、看護師も一部こうした薬理作用を考慮した方法を取り入れるのは良いことだと思います。ただしその場合は、日本では医師の指導の下で行うことが必要です。

【ホリスティックアロマセラピー】

医師らによるメディカルアロマセラピーとは別に、プロのアロマセラピストが行う「ホリスティックアロマセラピー」というものがあります。

クライアントの状態に合わせ、精油の薬理作用だけでなく、香りの心理的作用、アロマセラピーマッサージによるタッチの生理的な作用を総合的に組み合わせ、人間のMind（心）・Body（身体）・Spirit（魂）全体に働きかけ、ホリスティック（全人的）なアプローチをすることで、クライアント（患者さん）の自己治癒力の向上を目指します。解剖生理学などの基礎医学も含めた教育を受けたアロマセラピストによって行われます。

オーストリアの生化学者マルグリット・モーリーは、ジャン・バルネの研究を美容の分野に取り入れました。心身の状態に合わせての精油を入れた植物油を使い、全身をトリートメントすることによって、結合組織、神経組織、筋組織、軟部組織の若返りを図るという、いわゆる『抗加齢医学』の領域です[2)]。その後、モーリー女史は美容にとどまらず、インドの伝承医学「アーユルヴェーダ」や中国の医学書『黄帝内経』、チベット医学の考え方も視野に入れ、心・身体・

魂の調和を図る現在のホリスティックアロマセラピーの基礎を形作ったと言われています。現在に至るまで、さまざまな人によって多くの研究がなされ、欧米で広く使われています。

※日本では、患者＝病院やクリニックで対応する場合には「患者さん」、ケアルームで対応する場合は「クライアント」と使い分けています。米国の病院では、患者さんも「patient」ではなく「client」と呼ぶようにしているところもあるようです。

このように大きな2つのアロマセラピーの歴史がありますが、近年、欧米ではアロマセラピーを臨床現場に取り入れ、看護師やプロのアロマセラピストたちによる「ケア方法」のひとつとして、その実践や研究が進んでいます。これを「臨床アロマセラピー（クリニカルアロマセラピー）」といい、生活を快適にするためのアロマセラピーとは区別して考えられています。

【臨床アロマセラピー（クリニカルアロマセラピー）】

臨床は「病床に臨む。病人のそばに行くこと」（漢字源）とあります。つまり「臨床アロマセラピー」とは、何らかの疾病を抱えた方やその危険がある方に対してアロマセラピーを使ってケアするということになります。

医師や看護師が行う場合は、メディカルアロマセラピーとホリスティックアロマセラピーの両方を組み合わせて考えることが多く、日本ではこれを総じて「メディカルアロマセラピー」

と呼ぶこともあり、言葉の定義についてはもう少し整理する必要があるのかもしれません。

一方、医療従事者ではないプロのアロマセラピストは、基本的にホリスティックアロマセラピーを行います。職業的な範囲や就業条件の違いからアロマセラピーを使用する場面に違いがあるため、その内容が変わることもありますが、何らかの疾病や症状を持った、あるいはそのリスクを持った方に対して、直接的、間接的に治癒力を高めるものであることに変わりはありません。しかし疾病を持ち、そのために現れる症状から社会生活が不自由になっている方に、ただ香りやアロママッサージを提供するという単純なことだけでは臨床アロマセラピーにはなりません。臨床アロマセラピストは次のような能力が必要となります。

まず臨床アロマセラピストは、クライアントの心（mind）体（body）魂（spirit）の調和を図るために、クライアントのそれぞれの状態を把握します。そのためにはクライアント自身が語る言葉に関心を持ち、積極的に耳を傾けます。さらに医師や看護師あるいは家族からの情報も重要になるので、疾病や不調を理解するための十分な基礎医学の知識や高度なコミュニケーション能力が求められます。医師やクライアントの同意がある場合、カルテを見ることもあるので、その内容を理解できなければならないのです。

また、一人ひとりの状態や目的に合った精油の選択ができることが必要です。精油の使用は、クライアントの期待やニーズによって、蒸散、吸入、塗布、アロママッサージを単独または組み合わせて行うようにします。

例えば、部屋に香りを漂わせる蒸散法を選択しても、そのブレンドにおいてクライアントの感染予防を重要視する状況なのか、それとも気分転換を目的とするのか、あるいは不安を軽減し、不眠の改善が急務なのか、患者さんの状況を把握して精油を決められる能力が求められるのです。

そして、精油の心身への効果は経験知も大切ですが、それだけに頼るのではなく、効果や危険性について最新の研究結果の情報も持っていてほしいと思います。クライアント（患者さん）の状態によっては安全でないものもあるからです。危険性を回避し、安全に行うことは臨床アロマセラピストの義務になります。

さらに、アロマセラピストになる方は各学校で基本の全身のアロママッサージを習得すると思いますが、現場ではクライアントの体の状態や精神的な状態によって、アロママッサージする部位もストロークの種類もその速さも圧もそしてトータルの時間も最適なものに組み立て直す必要があることを知っていてください。例えば、体位もその一つです。仰向け（仰臥位）でしかできない場合、車椅子などに座って（座位）しかできない場合、立ったまま（立位）でアロママッサージを希望される方もいらっしゃいます。クライアントがいちばん楽な姿勢で行うので、学校で習った形通りのマッサージ方法だけでは対応できないこともあるのです。

以前、ある看護師さんから「アロマでマッサージをしたのですが、患者さんに気持ちよくないからもういいと言われてしまいました」と相談を受けたことがあります。よく聞いてみると簡単なマッサージの講習会で2時間ほど習ったものを患者さんに施したそうです。それではやはり難しいと思います。通常アロマセラピストたちは40時間以上をかけてアロママッサージの技術を学びます。これだけでもまだ十分ではなく、たくさんの症例を経験し、相手の状態にあったアロママッサージを体得していきます。中でもタッチング（touching）という肌と肌との触れあう感覚が気持ちのよいものにできるまでにはさらに経験が必要になります。

これからの臨床アロマセラピー

欧米を中心に、がんを含む慢性疾患や高齢者ケア、心療内科、精神科、リハビリテーション科、産婦人科、皮膚科、ＩＣＵなどで「臨床アロマセラピー」が取り入れられ、その効果の臨床研究も進んでいます。

例えば、Styles氏らは英国ロンドンのSt Mary's Hospitalにいるエイズ患者の子どもたちに、精神的な癒しと身体の疼痛を和らげる目的で、ローマンカモミールとラベンダーでアロマセラピーマッサージを行いました。すると、すべての子どもたちがモルヒネなどの鎮痛剤を減らすことができ、一部の子どもたちは完全に痛みから解放されたと報告されています[5)]。

こうした臨床アロマセラピーは、英国をはじめ、オーストラリア、南アフリカ、ドイツ、スイスなどの多くの西欧諸国において、十分に修練を積んだプロのアロマセラピストや看護師がケアの質の向上のために行っています。米国では1997年、マサチューセッツ州看護協会がアロマセラピーを看護技術のひとつとして受け入れることを認めてから、さらにその後もメリーランド州、ニューメキシコ州、ニューヨーク州、アリゾナ州、ノースキャロライナ州、オレゴン州、カリフォルニア州などでも同様に上級実践看護師のホリスティックナーシング（全人的看護）の技術の一つとして取り入れられ、患者さんの不安の軽減や死への恐怖の軽減、痛みの緩和、不眠の改善を目的に看護師への指導がなされています[6]。

日本でも、臨床アロマセラピーに関する論文が数多く発表されており、今後も日本アロマセラピー学会を中心に、臨床アロマセラピーの実践と研究が盛んになされていくと考えます。

臨床アロマセラピストになるには？

現在、日本において「アロマセラピスト」は国家資格ではなく、各学校や協会が認めた民間資格です。中には全くの無資格者が行っているサロンなどがあるものも事実です。

このような状態から、臨床で活躍するアロマセラピストを養成するための教育基準を作ることが必要だと思われますが、今は各学校の教育哲学やモラル、レベル向上のための研鑽に頼るしかないのが現状です。しかし、健康な方への施術とは違い、臨床では病気をお持ちの方に施術するため、アロマセラピストは一層責任を持って実践しなければなりません。臨床で活躍するアロマセラピストを養成する学校は、そのことをよく理解して教育にあたる必要があります。カリキュラム内容は学校によって異なりますが、少なくとも４００～６００時間以上は必要だと考えています。

特に医療従事者でない場合は、解剖生理学や病態学、あるいは心身医学などの基礎医学が重要なカリキュラムになります。クライアントや患者さんの訴えている状態を理解するために、加えて、臨床現場で実習ができる環境を整え、机上では学べない体験からの気づきも、臨床で活躍するアロマセラピストには必要なカリキュラムになります。

臨床アロマセラピーのことを「病院でアロマセラピーをすること」と、つい思ってしまいますが、臨床という言葉の意味は「病人のそばに行くこと」ですから、「病院で行うこと」ではなく、疾病や障害をもつ患者さんのもとでアロマセラピーを行うことになります。

実は疾病を抱えた方々は、病院やクリニック以外にもたくさんいらっしゃいます。例えば、高齢者施設や障害者施設、自宅で生活をしながら病院に通院されていたり、あるいは自宅療養中で在宅医療を受けている方もいます。

また生活習慣病といわれる糖尿病や高血圧症など慢性の疾患をお持ちの方やその予備軍の方は、薬を飲みながら症状をコントロールし、普通に仕事や生活をしているので、もしかしたら、皆さんの身近にもいらっしゃるかもしれませんね。

そういうわけで、臨床アロマセラピストの活動域は病院やクリニックに限らず、クライアントの自宅や施設、自分のケアルームなど、実に広い範囲で仕事をすることになります。

臨床アロマセラピストは「どこでするか」が問題ではなく、「何ができるか」というところが大切になるのです。

臨床現場での動き方

具体的にイメージがわくように、実際どのように活動しているかを簡単にご紹介しましょう。後の章でも患者さんの関わりについていくつかご紹介します。

小夜さんはOL3年目。仕事にも慣れ、1年後にスタートする社運をかけた大きなプロジェクトのメンバーにも名前があがっていました。

その日は午前中の仕事が長引いたため遅い昼食となってしまい、お弁当屋さんへとあわてて走っていったのです。そのとき横断歩道は青が点滅していました。赤になる前にと走って渡ろうとした瞬間、左折してきたトラックに接触したのでした。

幸い、命に別状はなかったものの、右脚は複雑骨折し、入院と自宅療養で長期間仕事を休むことを余儀なくされました。しかし、頑張り屋の小夜さんはリハビリも積極的に取り組み、思ったより早い回復を見せていました。杖をつきながら何とか歩けるようになり、いよいよ外に散歩を始めました。ところがその途中で倒れてしまったのです。

担当のＰＴ（理学療法士）の方が支え、やっとの事で病院に帰ってきました。小夜さんは横断歩道の前で事故を思い出し、過呼吸発作を起こし、呼吸困難を訴えてうずくまってしまったのです。

報告を聞いた主治医は発作をくりかえす小夜さんに心療内科への受診を勧め、心療内科医は頑張る小夜さんの心身の休息の場としてアロマセラピーを提案しました。

私は小夜さんと個人契約をし、リハビリテーション科に入院中は、医師の許可を得て病室で行いました。

まず、私がしなければならなかったことは、小夜さんの身体の状態の理解です。手術後の筋骨の状態、どこに金具が入っているか、どういう体位をとると身体に痛みを感じるか、身体の可動閾はどれぐらいか、使っている薬はどんなものかといった情報を各医師から説明を受け、身体の状態を把握しました。

次に、心療内科の医師からは、不眠状態が続いていること、腸骨の歪みと精神的ストレスから腸の蠕動運動が低下してガスによる腹部の痛みが発生していること、そのため月経の際の痛みが強くて不安がさらに増強していること、また過呼吸発作を起こす前より今の方が右脚の痛みを強く感じており、「仕事に復帰できない」という焦りを強く感じてかなり憔悴していることなど、心理状態や右脚以外の臓器の障害について説明を受けました。

そこで私はまず恐怖感と不安感の軽減と痛みの軽減を初期の目標に定め、中期で消化器系の機能向上、月経痛の軽減に取り組む計画を立てました。

初めて会う小夜さんは、とても弱々しく見え、不安を強く感じているのがわかりました。コンサルテーション中の小夜さんはあまり話すことはしませんでした。慎重に呼吸している姿を見て、発作を恐れていることもわかりました。そこで、早々にコンサルテーションを切り上げ、気持ちが落ち着く香りを見つける作業に移りました。小夜さんが選んだのは、ローズマリー（*Rosmarinus officinalis*）。「心がはっきりする」という感想を話されました。身体の痛みは右半身全体に広がっており、首や頭までも痛いと訴えていたので、鎮静と鎮痛の両方の作用を持つ真正ラベンダー（*Lavandula angustifolia*）とマージョラム（*Origanum majorana*）を加え、40分程度のトリートメントを開始しました。

施術後は顔の色が明るくなり、痛みも少し緩和されていました。施術中の様子を主治医に報告をしました。翌日、睡眠が十分にとれたと小夜さんから報告があり、痛みの訴えが少なくなったと主治医からも報告がありました。このことから睡眠不足や不安が疼痛増悪の原因となっていた可能性もあり、怪我の治療を外科で、身体的機能の向上をリハビリテーション科で、心と内科的な治療を心療内科で行い、アロマセラピーで心身魂の全人的ケアをすると役割が決められ、正式にチーム医療が開始されました。

回数を重ねるごとに少しずつ小夜さんの気持ちを小夜さん自身の言葉を通して聞くことができるようになってきました。事故の加害者と保険会社の横柄な態度への怒り、プロジェクトに入れるまでがんばった自分の代わりにあっさり後輩がその位置に着いてしまったことへの憤りと焦り。思うように動かない身体になり、恋人も去ってしまったその絶望感。ぽつりぽつりと語り、涙を流す小夜さんは「やっと本当のことが言えました」と付け加えられました。

その後退院してからは、私が自宅に伺い2週間に1度の施術を行い、小夜さんは自宅でもリハビリを続けました。2ヶ月後には過呼吸発作も止まっていたため、心療内科での治療も終了し、アロマセラピーで心身のケアをしながら経過観察となりました。4ヶ月後には私のケアルームまでバスに乗って受けにくることができるようになりました。その後は3週間に1度、ケアルームで施術を受け、もう少しで社会復帰される予定です。

小夜さんが回復したのは、医師、看護師、理学療法士、作業療法士、薬剤師、栄養士との連携の賜です。その中でアロマセラピストは「泣ける場所」をつくり、心の奥底にある「自分の気持ちと向かい合う時間」をつくり、「睡眠を確保」し「不安からの開放」を手伝い、もう一度生きようと思う小夜さんの「支え」になるということが仕事になりました。

いかがですか、皆さんが思い描いていた臨床アロマセラピストのイメージと同じでしたか？

これだけは気をつけよう

臨床アロマセラピストとして関わる場合に、注意しなければならないことをいくつかあげてみましょう。

【医師の許可を取る】

何らかの治療を行っている方については、必ず医師の許可を得てから行ってください。アロママッサージは医療行為ではありませんが、対象が患者さんである場合は、治療に責任を持つ医師の許可が必要だと考えます。

病気や症状によっては、精油やアロママッサージが禁忌の場合もあります。

例えば浮腫だからといって、アロママッサージがすぐできるとは限りません。深部静脈血栓症（エコノミークラス症候群）では表在の静脈の場合と違い、症状があまり出ないことが多いのです。もし深部静脈血栓症で下肢にできた血栓が流れて肺の血管をふさいでしまったら、命の危険もあります。高血圧の方や脳や心臓の梗塞などを一度でも患ったことのある方なども、必ず医師の指示に従うことが大切です。

許可が出た場合でも、身体の状態をよく理解して、アロママッサージの圧や手技を考慮します。疾患を持つ方をケアルームで行う場合は、患者さんが医師の許可をもらって来ていることを確認しましょう。

【治療や生活の妨げにならないこと】

点滴や導尿のチューブが装着されていることも多いので、ベッドの高さを変えたり、ベッド柵を外して行う時は十分注意してください。また皮膚にシート状になった薬が貼られていることもありますので、その部分にマッサージオイルが付かないように気をつけましょう。サイドテーブルなどを動かした場合は、必ず元の位置に戻しましょう。部屋にあるもののほとんどは患者さんの個人の私物ですから、勝手に使うようなことはやめましょう。

【皮膚トラブル】

皮膚にトラブルが起こる場合、精油やベースオイルの酸化が原因であることが多いと言われています。管理をしっかりすることがまず大切ですが、きちんと管理をしていてもやはり体質によっては、即効性のアレルギー反応が出たり、24～72時間後に出る遅延性のアレルギー反応が出ることもあります。臨床では腕の内側でパッチテストを行い、即時型の反応がないかを確認してください。もし遅延性の反応が出た場合は、すぐ専門の皮膚科を受診してもらうようにしてください。

また自分の知らない精油は、必ず安全性を成分や文献で確認してから使ってください。皮膚へのトラブルだけでなく神経毒性など危険性の高い成分を持つものも含まれますので、十分気をつけなければなりません。

【感染症の予防】

患者さんや高齢者の方々は、健康な時は問題にもならない細菌にも感染しやすい状態であることを知っておいてください。そのため、院内の感染予防に対しては、専門看護師がいたり、院内で対策委員会をつくって感染予防を行っています。

私たちアロマセラピストの場合も、風邪などで体調が悪い時は、業務を停止してください。私たちが感染源になってはいけません。施術前後は必ず指定の石けんで手を洗い、アルコール消毒をしておくことを習慣づけましょう。臨床では感染を広げないことがまず大切になります。

また、がんや糖尿病の患者さんは白癬菌（水虫）などにかかりやすくなっています。白癬菌に感染した足をアロママッサージして、手を洗わずに次の患者さんのところに行けば、新たな感染を起こす危険も伴います。こうしたことを防ぐためにも手洗いはこまめに行いましょう。

そして、私たちも自身の身体を守る必要があります。仕事の前日はよく睡眠をとり、施術の後には水分をよくとりましょう。自宅に帰っても手洗いやうがいは怠らず、普段から体調を整えておきましょう。また、自分の手の皮膚に傷がある場合は施術は避けてください。

自分の都合ではなく、病気を治している場所としての病院の意味をよく理解して、感染予防に徹してください。同時にまた、私たちの身体を守ることも考えましょう。

【いたずらに混乱させない】

慢性の身体疾患や精神症状がある場合、どうしても長期にわたるケアが必要になります。そんな時、患者さんの言葉や様子の変化に、アロマセラピスト自身が「もうダメなんじゃないか」とあきらめの境地になったり、あるいは「何とかしなくては」と焦ったりすることがあるかもしれません。患者さんが迷い込んだ混乱の中で、アロマセラピストも一緒に混乱していてはケアは困難になります。アロマセラピストは片足を岸に着け、いつも患者さんを助け出せる場所にいないといけないのです。また、興味本位で相手の過去を探るような行為は慎むべきです。

共感しながら受け入れる姿勢で臨むことが大切です。でももし「なんだか自分が苦しい」と思ったり「自分にはまだ難しい」と感じるケースがあれば、すぐ管理者や先輩のアロマセラピストのスーパーバイズを受けるか、主治医にその旨を報告しましょう。

第3章

私が臨床アロマセラピストになるまで

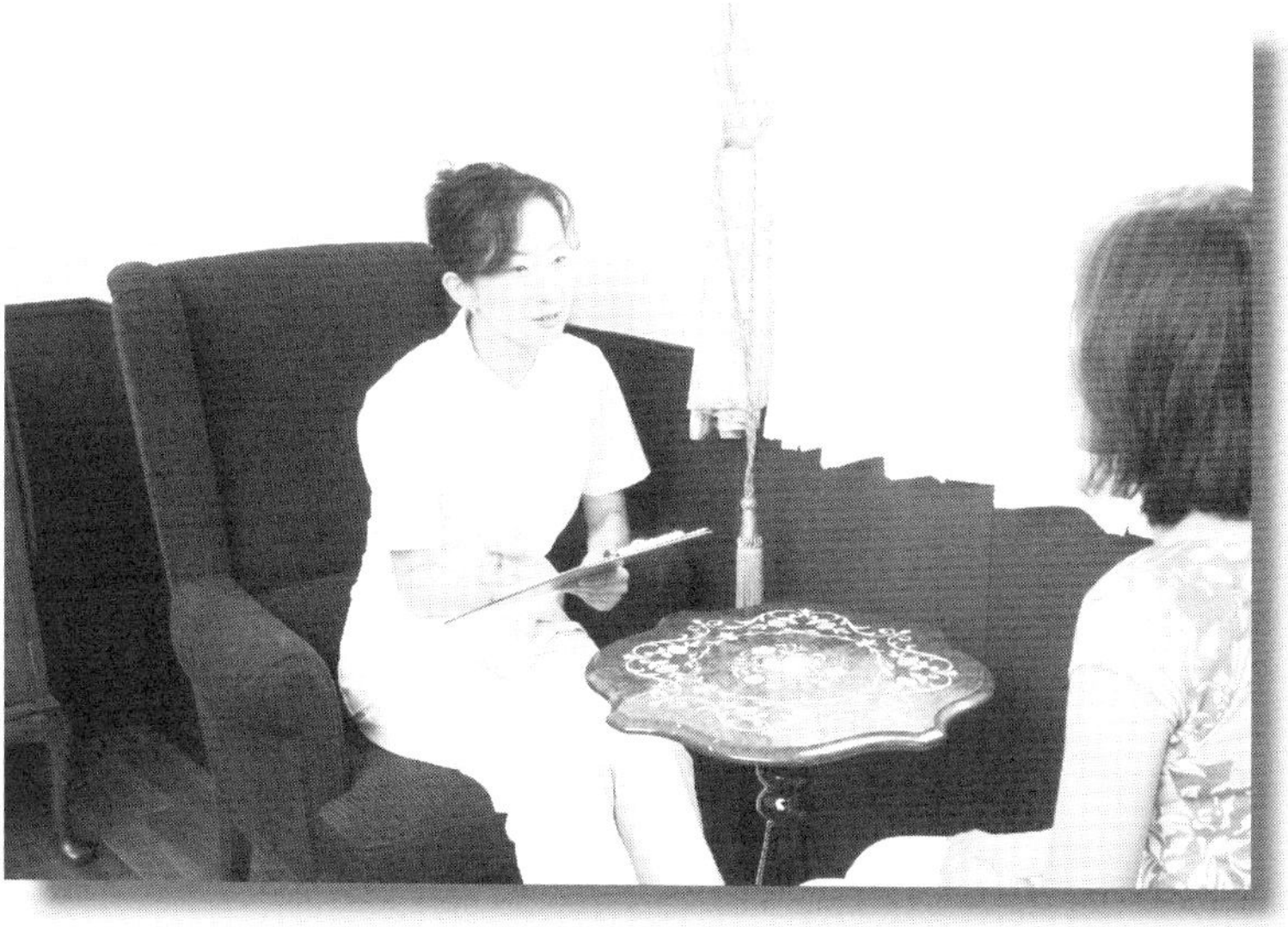

アロマセラピーの恩師

臨床も10年以上経つと、いろいろなことが患者さんを通して見えてきます。先にお話しした「ナラティブ」も、コンサルテーション時のクライアントの語りの一つひとつに耳を傾け、その変化に気をつけているうちに、たとえ同じ病名を持った10人のクライアントであっても、そのストーリーは10通りの異なったストーリーがあるということ、そしてそれは変化していくものなんだということが身にしみて感じられるようになり、語りを大切にするということの深い理解につながりました。そして、それは同時に一人ひとりに合ったオーダーメイドな個別性のあるアロマセラピーが必要だということの理解にもつながったのです。

しかし、最初からこういったことがわかっていたわけではありませんでした。たぶん皆さんも通る道だと思いますので、お恥ずかしい私の体験談をお話ししましょう。

私にアロマセラピーを教えてくださったのは、リアノン・ハリス先生でした。リアノン先生は英国の看護師として、またアロマセラピストとして活躍されている方で、当時日本でも講師をしていらっしゃいました。運良く私は先生の授業を受けることができたのです。

英国には、The Royal College of Nursingという世界で最も大きい看護協会があります。そこでは、アロマセラピーは「慰め」「痛みの減少」「睡眠改善」「精神的癒し」または「ストレスや不安の緩和の効果を高める」ための看護技術として保険適用されています[6)]。その国で看護師として、またアロマセラピストとして実践してきた彼女の事例を織り交ぜた講義は、私には衝撃的で、「これが私のしたいことだ！」と次第に強く思うようになりました。

最後のセミナーの日、彼女が移り住んだというフランスの自宅（かなり山の方）のまわりで自生している野生のラベンダー（*Lavandula vera*）のその一株を刈り取ってつくったという自家製のラベンダーの精油を紹介してくれました。

その香りは今まで嗅いだものとはまったく違っていて、さわやかで優しく、澄んだ香りでした。私は感激して何度も何度も嗅いでしまいました。彼女が「そんなに気に入ったの？」と尋ねるので「こんな素晴らしい香りは嗅いだことがない。幸せだ」と興奮して話していました。すると講義が終わって友人と話している私にリアノン先生が近づいてきて、「手を出して」と言うのです。よくわからないまま右手を出すと、リアノン先生の右手に握られていたさきほどのラベンダーの小瓶を私の手のひらに……。リアノン先生は優しく微笑んで「いつまでも憶えていてくださいね」と言ってくださったのです。

あまりに嬉しくて、結局1滴も使えないまま私の宝物になっていますが、今も「憶えていてくださいね」という意味を考えるときがあります。リアノン先生のことはもちろんですが、香りで感じたこの上ない幸せな気持ち、先生から教わった「病気をみるのではなく、病気に苦しむ人をみるという全人的ケアとしてのアロマセラピー」そのすべてを憶えていてほしいという意味だったと思います。私が自分の道を見失しないそうになった時には必ず小瓶のふたを開け、香りをかぎながらこの言葉を思い出します。この小瓶は、いつも立ち戻るところ――私のセラピストとしての原点なのです。

ビギナーズ・アンラッキー

進みたい道がはっきりした私は、「臨床アロマセラピストになるぞ!」と息巻いていましたが、アロマセラピスト養成スクールを卒業後、すぐ大きな壁にぶつかりました。

当時、医療の世界を知らなかった私は、「臨床アロマセラピストは病院で働かなくては!」と思い込んでいたため、医療従事者でもなく、病院や医師の伝手《つて》もない現実を前にして「病院で働くことができないのでは」と、日々焦りを感じていました。たどり着く島が見つからないまま、大海原に浮かんでいるかのようでした。あてもなく毎日を過ごしていましたが、何もしないでいるわけにもいかず、自宅で開業することにしました。

それでも自分のケアルームを持つということはうれしいもので、ウキウキしながらいろいろな雑貨屋を巡り、部屋をケアルームらしいインテリアにして、知り合いにパンフレットを頼んで作ってもらいました。でもその印刷代の請求書を見てびっくりし、独立というのはこういうものかと自分が甘かったことをまず思い知らされました。さらにその作ったパンフレットもアロマセラピーを全く知らない人向けに作ったとは思えない専門用語満載の自己満足の代物でしたので、それを見てクライアントが訪れるわけがありません。近所の喫茶店に通い詰めて、パンフレットをおかせてもらったものの、だんだん棚の奥に追いやられていきました。

それでも出会いはあるもので、近所の主婦の方が初めてのクライアントになりました。寒い日でエアコンをつけて快適に始めたのはいいのですが、施術の途中でエアコンが急に動かなくなり、私はパニック状態。身体から手を離したくなかったため、足を伸ばして近くにあった石油ストーブを引き寄せたのですが、今度は灯油切れでくさい油の匂いが……最悪のスタートでした。今ならもっと堂々と対処できるのでしょうが、何と言っても最初の仕事でしたからまったく頭が回りませんでした。当然その方からの再予約はなく、私はガックリ落ち込みました。

でも、寒い思いをさせてしまったことを心の底から謝りたくてはがきを出したところ、思いがけずお返事をもらいました。そこには手が温かかったからそれほど寒いとは感じなかったこと、実は夫とうまくいかずイライラしていた気持ちがいっぺんに晴れ、離婚を決心できたこと、そして最後に「ありがとうございました」と書かれていました。

この手紙を読んだ時、私は何のためにアロマセラピーを勉強してきたんだろうと自分に問いかけました。クライアントがこんなに苦しい思いを持っていたのに私は気持ちを集中することもできず、あれだけ全人的とか言いながら、ろくにクライアントを理解してないばかりか、自分の評価ばかり気にして……自分を情けなく思いました。そして、この時アロマセラピストはクライアントのために考え、クライアントのための存在でなければならないと恥ずかしながらはじめて実感しました。

私の信条を「すべてはクライアントのために」としているのは、初心を忘れないための自分自身への誓いなのです。

この経験で、「何が臨床だ。クライアントに満足してもらうこともできないくせに」と自分を深く反省し、自宅でのケアルームで一生懸命取り組もうと気持ちを切り替えました。

初めの頃、クライアントの中にはエステと間違えて来られる方もいらっしゃいましたが、次第に病院にいくほどではないが未病（病名はまだついていないが、放っておくと病気になる危険もある初期症状を持っている）の状態のクライアントがほとんどになりました。ストレスを強く感じている方、それが肩こり、腰痛、ニキビ、ひどい時は睡眠不足、吐き気などにあらわれていることもありました。のちに心療内科で臨床を始めて、重症な患者さんに出会うたびに、もっと早くこういう未病の状態の時に止められなかったかと悔しくなる時がよくあります。病院に行くほどではないけれどちょっと調子が悪いと思った時にすぐ行ける専門のケアルームがもっとあれば、もっと救われるクライアントが増えるのではないかと思います。これからは病気を食い止める予防としても、多くの臨床アロマセラピストが地域に専門のケアルームを開いて、大きな病気になる前に救ってほしいと願っています。

自宅でのケアルームは1年半と短い期間でしたが、クライアントが求めているものがつかめたような気がしました。中でもクライアントを大切に思い、温かく親切丁寧に接するという「ホスピタリティ（hospitality）」を身につけることができたことが、この1年半の大きな収穫だったと思います。これは臨床に入ってから、ホスピタリティの重要さを身にしみて感じたからです。もしこの1年半の経験がなかったら、私の次のステップはなかったと思っています。

怖いもの知らず

卒業後、いずれ医療現場でと思っていた私は、医師とのネットワークを持ちたいと思い、帯津良一先生が会長をされている「日本ホリスティック医学協会」に入会しました。ところが、自宅のケアルームでの仕事に励んでいたため、月一度お知らせいただくセミナーにはほとんど参加できていませんでした。

そんな折、自宅のケアルームで1年ほど経験を積んで、自分なりにケアの感覚をつめたかなと少し余裕がでてきた時、日本ホリスティック医学協会関西支部のセミナーで、当時関西医科大学心療内科の医師だった竹林直紀先生が「米国の統合医療の実情報告」というタイトルでお話しされることを知りました。竹林先生は2年間、サンフランシスコ州立大学で心療内科の治療法のひとつであるバイオフィードバック法を専門に学ばれ、西洋医学と代替医療を統合した患者中心の医療をつくろうと考えていらっしゃいました。

でも正直に告白すると、このタイトルの意味することがその頃の私にはさっぱりわからず、ただセミナーの紹介文章の最後に「アロマセラピスト必見」と書いてあったので、「これはいかなくちゃ！」とすぐに申し込んだのです。

ところがセミナー中、「アロマセラピー」という言葉は一度も出てこず、がっかり。あとでずいぶん経ってからそのことを、関西支部の支部長で彦根市立病院緩和ケア科部長の黒丸尊治先生に話したところ、「俺のつくった広告にひっかかったな」と笑われました。

この時「ひっかかった」のか「導かれた」のか……私はセミナーで貴重な情報をたくさん得ることができ、実はさらに自分の道がはっきりしたのでした。

セミナーでは、米国は自由診療の国であって、レントゲン1枚100ドルという病院もある世界なのだということを知りました。各自民間保険に加入して、いざという時に備えていますが、貧しい人々は保険にはいることもできず、当然実費で治療費を払うこともできないので、十分に治療を受けることができない現実があります。ですから、日本のように国民皆保険で個人の月々の保険料と国や地方自治体の補填で治療費を助け合う国とは健康に対する考え方がまったく違うのです。病気になればお金がかかる、だから病気にならないよう予防をすることに国民も国も関心を寄せていて、そのためにＮＣＣＡＭ（米国国立補完代替医療センター）には健康食品や漢方、瞑想、気功、ヨーガなど西洋医学以外の伝統医療や民間療法（これを補完代替医療といいます）の研究に年間120億円以上の国家予算が組まれているというのです。

アロマセラピーは英国でもっとも盛んだということは、皆さんもよくご存知のことと思いますが、この国では補完代替医療を使った予防に目を向けざるをえない経済事情があるようです。国営の大きな病院にかかるのは無料ですが、緊急でない限り、診てもらうのに1ヶ月もかかってしまうことがあります。それ以外の医療機関にかかると高い治療費を支払わなければならず、病気にならないよう努めることに目を向けなければならなくなったわけです。

あとでわかったことですが、竹林先生の米国の報告に「アロマセラピー」が出てこなかったのは、実は米国はボディマッサージの資格がないとマッサージができないこと、たとえアロマセラピストであってもその資格が必要なこと、そのため米国ではアロマセラピストは活動しにくいが、その代わりに看護の中に取り入れられてホリスティックナーシング（全人的看護）の技術として発展しているといった事情がありました。

ふつふつと私の心の中に、「どうすれば日本の保険制度や文化にあったアロマセラピーの普及ができるか」という新たな課題が生まれてきました。

どうして私は、こういう難題を考えてしまうのか……ときどき自分でも呆れることがあります。医療の世界もろくに知らないのに「何とかしなければ」と思ってしまうのは、希望の力なのか、ただの怖いもの知らずの無鉄砲なだけなのか……。

セミナーのあとの茶話会で、日本の医師たちはアロマセラピーにどれほどの関心があるか確かめたくて、医師たちに片っ端から話しかけていきました。その中でわかったことは、代替医療に関心のある医師でも、アロマセラピーは「香りを嗅いでリラックス」するということまでは理解しているが、アロママッサージを行うことまでは知らない人が多いということでした。一般の人たちにもアロマセラピーがあまり知られていなかった頃ですから、考えれば当然といえば当然です。

そういうわけで、それなりにがっかりしましたが、思いが伝わったのか、しばらくして竹林先生から「統合医療プロジェクト」の立ち上げ参加へのお誘いを受けたのです。

運命が動いていくのを感じました。患者として病院や医師と関わったこと以外、医療の世界は何も知らなかった私ですが、なぜか不安より期待の方が大きく、その後自分の力のなさを思い知らされることになるとは夢にも思わず、その時はただ胸躍らせていました。

いざ臨床現場へ

関西医科大学心療内科の統合医療プロジェクトには、私のほか鍼灸、カラーセラピー、びわ温灸、気功などの専門家が集められました。そして、まずは附属病院の看護師の方々に向けてセミナーを開催し、補完代替医療を理解してもらうところから始まりました。各科からたくさんの看護師が参加されたものの、「アロマセラピーには非常に関心をもったが、看護の現場では使いたくても医師の許可がおりないし、オイルを買うお金もないし、現実的には無理かも…」という感想がかなりありました。これは臨床でアロマセラピーを行う上で、解決しなければならない大きな問題の提起でした。

患者さんの治療の責任は医師が持ちます。医師は治療計画を立て、その治療計画と患者さんの変化に合わせて看護計画が立てられます。アロマセラピーが患者さんの心や身体に何らかの変化をもたらすことがあれば、治療責任を持つ医師の許可が必要になります。

ところが、ただ「アロマは良い香りで心を癒すんです」「アロマのマッサージは筋肉の血液循環がよくなって肩こりも楽になるんですよ」と説いても科学的根拠を重視する医師には通じません。香りを嗅ぐと脳にどんな影響があり、身体にどのような変化を及ぼすのか、またその安全性はどれぐらいかなどを論理的に説明することが必要になります。それは同時に、私が西洋医学を学ぶことを意味していました。

ここで心療内科の説明をしておきます。心療内科はよく「準」精神科のように言われますが、そうではなく、「身体疾患の中でその発症や経過に心理社会的因子が密接に関与し、器質的ないし機能的障害が認められる病態」（1991年日本心身医学会）である心身症を診る科です。ストレスなどからくる不安、緊張、怒り、寂しさ、悲しみ、ひがみ、不快などの和んでない感情が身体の病気を起こしている場合、または病気によって和んでない感情が引き起こされて、日常生活に支障をきたしている場合に受診が可能です[7]。

例えば、高血圧症、気管支喘息、過敏性腸症候群、潰瘍性大腸炎、消化性潰瘍、慢性膵炎、神経性嘔吐、更年期障害、摂食障害、甲状腺機能亢進症、緊張型頭痛、片頭痛、慢性疼痛、慢性疲労症候群、そして私が15歳で経験した痙性斜頸など多くの内科の疾患がそれに当たります。

医師は内科の医師として身体疾患を診ることと、その原因となる和んでない感情への気づきを促し、心のケアをすることも同時に行います。そのため治療法も薬物治療だけでなく、心理療法や行動療法などさまざまな方法が取り入れられています。

同科では、心身一如といって、心と身体を分けず丸ごと一つで捉えていく全人的な治療が実践されているので、リアノン先生からホリスティック（全人的）アロマセラピーを学んだ私にとっては願ってもない科だったのですが、患者さんがどのように回復していくのか、またその過程で医師や看護師がどのように関わりをもって治療にあたるのかをまず私が勉強しなければなりませんでした。

恐怖のカンファレンス

私は、同大学心療内科のオープンカンファレンス（患者さんの治療法について関係する先生方が集まり討議する症例検討会）への参加が許され、勉強を開始することになりました。

はじめて入る会議室には、革張りの黒く大きいひじ付き椅子が大きな円を描いて並んでいました。一番遠い席に座り、おどおどしながら待っていると、次から次へ白衣を着た附属病院勤務の医師や関連の病院に勤めている医師、臨床心理士や大学院生が続々と集まり、その迫力に圧倒され、私は今すぐ逃げ出したいと思いました。患者としてしか医師や病院と関わったことがない私は、たくさんの白衣に脅威を感じ、この時ばかりは医者の白衣を見ただけで血圧が上がる「白衣高血圧」の患者さんの気持ちがわかったような気がしました。

カンファレンスが始まると、逃げ出したい気持ちはさらに強くなりました。英語と日本語の専門用語がバッタの異常発生のように私のまわりをぴょんぴょん跳んでいくのです。緊張も手伝って、ほとんど理解不能です。「えらいところにきてしまった」。それが素直な感想でした。しかも医師たちは患者さんのために真剣なので、ベテランの先生方の意見は非常に厳しく、「うわー、こんなにつっこまれるんだ」と、私に言われているかのようにドキドキしていました。

そんな生きた心地のしない時間を1時間半ほど過ごしたあと、さらに恐怖が襲ってきました。グループワークで私は意見を求められることになったのです。その時何をしゃべったのか、いまだに思い出せません。極度の緊張の中で2時間ほど過ごしたカンファレンスの最後、尊敬する中井教授が「僕たちは患者さん自身が治るその力を支えるためにいるんだから、それを忘れないように」とお話しされました。それを聞いて、非常に感動し、同時になんだかホッとしました。そして、ここで心身医学をしっかり学ぼうと決心し、医師の推薦を受け、研究員となり、ケアルームを大学病院のすぐ近くに移したのです。

勉強、勉強、ちょっと休んでまた勉強

私の最初の課題は、医学用語や治療方法を理解し、医師の治療方針を理解できるようになることでした。患者さんは実験台ではないので、できるだけの勉強と腕を持って臨まなければなりません。決死の覚悟で医学書と格闘しました。

皆さんは、解剖生理学や病態生理学など医学的なことをどれぐらい勉強されたでしょうか。私もアロマセラピーを学んでいた時、随分勉強しました。大学受験の時より勉強したかも知れません。いつも脳や消化器の図を描き、覚える用語が多すぎて吐きそうになりながらも必死で小さな頭の中にたたき込んでいたのを覚えています。この基礎があったので、関西医科大学に入って専門書を読んでもある程度ついていけたのだと思います。当時から救いだったのが、私はこのような医学的な勉強がとても好きで、勉強すればするほど「身体というのはなんと素晴らしい機能を持っているのか」と興味がざくざくとわいてきて、いろいろな生きる工夫のされた精巧な身体のつくりに感動しながら、かなり細かいところまで勉強していけたことでした。

よくアロマセラピストになりたいけれど、医学のような難しい勉強は苦手という声を聞きますが、自分以外の人の健康を支える仕事としてアロマセラピーを考えるならば、残念ながらこれは必ず通らなければならない道で、あとあとでとても大事になります。学んでいる時は、将来の自分にとって身体や心の勉強がどれほど重要なものになるかイメージがしっかり描けないので、つい認定を取るためだけの勉強になりがちですが、認定を取るだけのつもりで勉強すると、実際の役には立たず、結局最初から学び直さなければならなくなってしまいます。

もし自分が患者さんの立場だったら……と考えてみるとわかりやすいかもしれません。

私なら、しっかり学んで信頼のおけるアロマセラピストから施術を受けたいと思います。腎臓の位置もわからないようなアロマセラピストだったら怖いでしょう？　腹部大静脈がどこを流れているかわからないようなアロマセラピストなら妊娠中に通えません。「甲状腺機能亢進症なんです」と聞きオロオロするようなら、アロマセラピストに不信感を持って「もう受けたくありません」と医師に訴えることでしょう。

臨床アロマセラピストの場合、精油の知識やマッサージテクニックを十分持っていることは当たり前ですが、こうした医学的知識は患者さんの心身を理解するために、また医療従事者と共通語で話すために必須です。今まだ勉強中の方なら、どうぞ遠慮せずにどんどん講師に質問してください。そうやって積極的に勉強しながら、患者さんの身体の中でどんなことが起こっているのかをイメージできるようになるまで、どん欲に勉強してください。そして、専門のクリニックと連携するなら、その科に通う患者さんや関連の病態についてしっかり学んでおきましょう。

というわけで、その後もカンファレンスには欠かさず参加し、専門用語や薬の内容などわからないことがあれば書き留めてあとで徹底的に調べました。それでもわからないことや医学書に書かれた意味がわからない時は、医師をつかまえて教えてもらいました。

非常に忙しい業務に追われているなか質問するわけですから、さぞやうっとうしかったことと思いますが、そこは心療内科ですので、嫌な顔もせず、分かりやすく教えてくださる先生方ばかりで、とても有難かったです。

外来見学では、患者さんの許可を得て診察室に同席し、患者さんの訴えに耳を傾けると同時に、医師の患者さんとの関わり方を学んでいきました。病棟回診にもついていき、患者さんの入院の様子や教授と患者さん、教授と医師のやり取りを聞きながら、どのように治療方針を立てていくのかを勉強していきました。

とはいえ、息抜きは必要です。医師や臨床心理士たちとの飲み会にはよく参加していました。会社員時代もそうでしたが、こうした集まりは上司部下を超え、チームとしてまとまるためには大切なコミュニケーションの場になります。普段忙しくてなかなかゆっくり話せない医師たちとの交流はとても楽しいものでした。飼っているペットの話や空中植物の話、子どもが迷子になった話など普通の話で実に盛り上がり、そのときばかりは医師とアロマセラピストではなく、人と人のつきあいとして貴重な時間を過ごすことができました。

信頼関係を築く

少しずつ、私が何者であるかは理解してもらったのですが、今度はアロマセラピーを知ってもらわなければなりません。

そこで、毎日激務をこなしている医師や看護師の方たちに、夜勤の前や休日の前日などにケアルームを利用していただくようおすすめしました。ただ患者さん優先のため予約をお断りせざるを得ない時もあるため、年に一度の医局旅行の時だけは、精油とホホバオイルをもって出かけ、専属アロマセラピストになり、ひとつの部屋をケアルームに変え、疲れている医師や大学院生たちをどんどんマッサージをしていきました。

施術をしていくと、中には家庭の悩みや身体の疲れを話される先生もいて、医師も人間だなと親しみがわく瞬間でもありました。それにしても身体の疲れは相当なものでそのまま熟睡してしまう先生は少なくありませんでした。

翌朝「よく寝られたわ」「気持ちよかったわ」といっていただき、少しずつアロママッサージを受けた時の感覚をわかっていただけるようになってきたのです。

現在も病院に取り入れたいというお話をいただく時は、最初に病院で働く医師、看護師、薬剤師、ＰＴ（理学療法士）、ＯＴ（作業療法士）、事務の方などすべてのスタッフ対象にセミナーを開き、必ず体験をしていただくことにしています。アロマセラピーの一般的なイメージを払拭して、療法としてのアロマセラピーを正しく理解していただきたいからです。

また患者さんにアロマセラピーが適応かどうかを決めるのは医師や看護師の場合が多く、その方たちに正しくアロマセラピーを知ってもらい、患者さんがどんな気持ちになるのかを体感しておいてもらうことによって、「この患者さんにはアロマセラピーが必要だな」というように選択ができやすくなり、患者さんや家族への説明の仕方も変わってくるからなのです。アロマセラピーを受けた患者さんに、看護師が「気持ちよかったでしょう。顔色がよくなってるわ。身体が楽になった？　そう、それはよかったですね」などと話している場面をよく見かけますが、これは看護師にアロマセラピーの経験があるからこその対応で、もし何も知らなければ患者さんの変化にも気づかないでしょうし、話題にすることもないでしょう。

また、"care for caregiver"という言葉がありますが、家族やケアを提供する医療スタッフの健康を維持増進することも私たちの仕事になることがあります。医療スタッフがイライラしていたり、身体に不調があってはよい治療やケアが提供することができません。医療スタッフをケアをすることは、間接的に患者さんのためにもなるのです。そして、これは医療スタッフのアロマセラピストへの信頼性も高めていくことにつながっていくことでしょう。

こうして私は信頼関係を少しずつ築きながら、心身医学の勉強を続けるうちに少しずつ「リラクセーションの提供」という形で医師からアロママッサージの依頼がくるようになってきました。ただ、この時は院内での施術なので、健康保険との関係で有料ではできません。そのため臨床研究としてボランティアで行いました。はじめのうちほとんどの医師は「お試し」という感覚で患者さんに説明していましたし、中には、「どんなことをするかやはり心配なので見ておきたい」と同席を希望される先生もいらっしゃいました。本来ならば、アロマセラピストとクライアントは1対1での関わりになるのですが、治療の責任は医師が持つわけですから、医師の「これなら大丈夫」という確信を得ることが先決になります。私は、自分自身やアロマセラピーが試されることは「チャンス」と思い、どんな条件も受け入れました。

結果的には、ほとんどの患者さんから「気持ちが落ち着く」「痛みが楽になった」「病院なんて嫌なことばかりされると思っていたけれど、こんな気持ちのいいこともしてもらえるなんて思わなかった」と好評を得られ、医師からの評価も高まり、その時点でようやく臨床アロマセラピストへの一歩が踏み出せた感じがしたものです。

ところが、ちょうどその頃、飲み会で一緒になった黒丸先生が、「いくら無料だからといっても大学病院にくるぐらいの患者さんはそれなりに重症だからね。そこまでできるアロマセラピストはそういないだろうね。きっと一握りのアロマセラピストだと思う。でもその中で本当に臨床アロマセラピストとして残れるかどうかは、これからが勝負だな。おもしろくなってきたな～」と意味ありげにおっしゃったのです。その言葉は、有頂天になっていた私を冷静にさせ、矜持を正すきっかけとなりました。

初めての患者さん

こうして、医師たちにアロマセラピーで何ができるか、私に何ができるかということが少しずつわかってもらえるようになった頃、ついに、単なるリラクセーションの提供ではなく、心療内科の治療の補完的役割として正式に患者さんのケアの依頼が来ました。外来が終わった患者さんが、病院から数分のところにある私のケアルームで、有料でアロマセラピーを受けるというものです。これはチーム医療の一環として加わることを意味していました。

その患者さんの主訴は「めまい」でした。医師からの紹介状によると、他院でメニエール病と診断され手術をしましたが、めまいは一向におさまる気配がなく、特に人混みに行くと立っていることもできないほどの「離人感」や「めまい」がひどくなり、始終気分がすぐれずどこにも出かけられない状態ということでした。

「手術をしたのに全然治らない。何とかしてほしい」と症状を強く訴える患者さんに対し、医師のもとで単なるリラクセーションとしてやっていたのと違い、「責任」という強いプレッシャーがのしかかってきました。そして次の瞬間、私は「『めまい』をなんとか治さなくては」という気持ちで頭がいっぱいになったのでした。即座に別室にある本棚に行き、アロマセラピーの専門書を開き、マ行の「めまい」という項目を探しました。幸運なことに、そこに「めまい」という項目はなく、精油もマッサージも患者さんの関わり方もすべて自分で考えなければならなくなりました。不運じゃないかって？　いえいえこれは私にとってすごいラッキーなことだったのです。

トヨさんは69歳の女性です。色の白い小柄な方でした。眉間にしわを寄せ「『めまい』が……」と訴え続けます。初めて重症のクライアントを前に、もう心臓が飛び出そうで、私の方がめまいを起こしそうでした。コンサルテーションを一通り終えた時、私は「メニエール病は蝸牛の基底層の変形か……」と外耳道、中耳、内耳道、鼓膜、三半規管に蝸牛まで解剖図を思い描いていました。でもいくら考えても「めまい」に効果のありそうな精油は浮かびません。困り果てて、こうなったら患者さんにアロマセラピーの心地よさを感じてもらうしかないと、「どんな香りがいいですか？」とトヨさんに笑顔で聞いてみました。途端にトヨさんの顔が曇り、「めまいに効くやつ」と一言。トヨさんの声の調子から、私やアロマを信用していないことがすぐに分かったため、さらに緊張が増し、頭が真っ白になってしまいました。こちらのとまどいは患者さんにはよく分かるもので、トヨさんは「何でもいいですよ」と投げやりな調子でつけ加えられました。仕方なく、少しでも頭がすっきりするようにとローズマリー、ペパーミント、レモンなどを入れて60分のアロママッサージを始めました。

施術を始めると、私も少し落ち着きを取り戻し、トヨさんの丸い身体の上で調子よく手を動かしました。うまくいくかもしれないと思ったその瞬間、私の手がこめかみに触れ、トヨさんはまた眉間にしわを寄せてしまいました。

何とかアロママッサージが終わり、「先生、これでめまい治るんですか？」という質問に、思わず「治るといいですね」と中途半端な答え方をしてしまったのですが、これは自分の本音だったと思います。「精油やアロママッサージでもしコロッとめまいが治ったら……」と正直考えていたのです。でも今考えると「……」という部分にはいろいろな思いがあったような気がします。ひとつはトヨさんがすごく感謝してくれるだろうという気持ち、やっぱりアロマセラピーはすごいと自分に自信がもてるという気持ち、そして何より、医師にアロマセラピーの素晴らしさを実証できるという気持ちが一番大きかったかもしれません。でもどれも臨床アロマセラピストとして不遜な感情でした。

こんな不十分なケアでも、トヨさんは通ってくださいました。「においは何でもいい。『めまい』に効くやつ」。これがいつものオーダーでした。コンサルテーションをすると、この2週間にめまいは何度も起こっています。3回目の帰り際、とうとうトヨさんは「先生……アロマを続けていても意味がないような気がします。めまいは治らないし。次でもうやめようかと思っているんですが」と少し強い口調で言われました。

ショックでした。アロマセラピーだけではなく私も否定された気がしたからです。「治らない……アロマセラピーはだめなのか、私では無理なのか」と一人落胆し、何日も落ち込みました。

痛みは「葉っぱ」

当時、私はスーパーバイズといってベテランの先輩アロマセラピストにアドバイスをもらうことができませんでした。その頃大学病院でアロマセラピーを行っている人はいませんでしたし、心療内科自体が少なかったため、スーパーバイザーになってもらえる先輩アロマセラピストがいなかったのです。思いきって上司の竹林先生に相談してみました。帰ってきた言葉はこのようなものでした。「相原さんは何をしようとしているの？　もしかして病気を治そうと思っているんじゃないの？　あなたがやることはそこなの？　患者さんの心がコップの水で『めまい』が葉っぱだとすると、今、コップは1枚の葉っぱで埋め尽くされてしまっている状態なんだよ。あなたはこの葉っぱを取り除こうと必死になっているけれど、本当にあなたがしなければならないことは、葉っぱを取り除くことではなくて、コップの大きさを池ぐらいに大きくしてあげることじゃないの？　そうすれば葉っぱは、大きな池にとっては小さな存在になる。そうなれば、『めまい』は患者さんにとっては気にならなくなるんじゃないかな。さらに、池が海の大きさになったら、もうどうでもいいものになるんだよ。もっと引いて見てごらん。あなたは『めまい』という病気を背負ってしまっている。患者さんのストーリーをよく聞いてごらん。そこに何かあるはずだから」。

私は「目から鱗が落ちる」初めての経験をしました。あれだけ、心(mind)・体(body)・魂(spirit)を全人的に捉えることをリアノン先生から学んだはずなのに、中井教授から「心療内科は患者さんが治ろうと思う気持ちや体をサポートしていくことが仕事なんだ」と教えられていたはずなのに、そう思っていたはずなのに……。強い症状の訴えに冷静さを失い、トヨさんと一緒に病気に入り込んでしまい、病気に苦しむトヨさん自身を全く見ていなかったのです。

トヨさんの変化

竹林先生からアドバイスをもらったあと、私はもう一度カルテを見直しました。トヨさんが話した言葉を読み直し、トヨさんの表情やしぐさを思い出しました。そして、自分がトヨさんになったつもりですべてを想像してみたのです。メニエールと言われ、手術を受け、それでもふらつきはおさまらず、ぐるぐると回る頭、気持ち悪さの中でわいてくる「死んだ方がまし」という気持ち、そしてスーパーに行って倒れて人に迷惑をかけた恥ずかしさ、風呂場でめまいが起こると怖いので夫の帰宅を待っている心細さ……。トヨさんと同じ経験を想像した時、私の中に浮かんできたのは孤独感と不安感でした。すると、ふとしたことに気づきました。トヨさんはケアルームに来る時、ケアルームにいる間、そして帰る時も「めまい」は起こっていません。めまいが起こるのは決まって一人でいる時や、一人でいることを強く感じる時のようなのです。トヨさんから、夫以外の、近所の人や友人などほかの話し相手の話を聞いたことがありません。いえ、私が尋ねていなかっただけなのです。

トヨさんの最後の予約の日がきました。

私は思い切って「めまいを治すことができなくて申し訳ありません。でもどうして私のところに通ってくださったのですか」と聞いてみました。すると「先生はおもしろいから。先生と話してると『めまい』のことを忘れちゃうんですよ」。これを聞いた時、アロマセラピストの役割を間違え、雑念にとらわれ混乱していたのは私だけで、トヨさんも竹林先生も分かっていたんだと恥ずかしくなりました。同時にとてもありがたく、涙がこぼれそうになりました。

「ありがとうございます。そういっていただけてうれしいです。じゃあ今日は少し話をしましょう」と形通りのコンサルテーションはやめて、トヨさんといろいろな話をすることにしました。トヨさんはケアルームにご主人の自転車に2人乗りをしてくること、一人息子は独立して遠くに住んでいること、夜勤の多いご主人はあと2年で定年だが早くやめてほしいと思っていること、もともと人づきあいが苦手で、ゴミの問題でもめてから近所の人とのおつきあいはしていないこと、好きなのはスポーツを見ることで特にバレーボールと野球が大好きなこと……など病気以外のトヨさんの世界が少しずつ見えてきました。

私もスポーツは好きな方ですが、それでも聞いたことのない選手の名前がボンボン出てきます。そんな話に夢中になっているトヨさんはいきいきとし、よく笑います。そんな姿を見ながら、「めまい」への囚われを外し、「めまい」が起こるかもしれないという予期不安を少しでも少なくしていくこと、病気以外の話でもコミュニケーションが十分とれることを体験してもらうことが私の仕事だと気づきました。

しかし、今日はリミットの日です。「バカだったな〜。最後に気づくなんて」と後悔しながらも、最後のアロママッサージに入りました。今一番大事なのは、帰りの遅い夫を待つために、夜中や時には朝方眠りにつくこともあるトヨさんの睡眠を確保すること。そう思った私は、トヨさんが好きなローマンカモミール1滴に同じエステル系のプチグレイン1滴、ベルガモット3滴、真正ラベンダー2滴をホホバオイル20㎖に入れ、ゆっくり全身をマッサージしていきました。

今触れているトヨさんのこの身体は、これまでひとりで不安と戦ってきたんだと思うと、自然にこの身体がいとおしく感じてきました。マッサージが進むと、大きなカプセルの中にトヨさんと私がポコッと入ってしまったような感じになりました。まさしく「共鳴している状態」といった感じでしょうか。私の心は何の迷いもなく、ただただ穏やかでした。トヨさんは静かに寝息を立てています。その寝顔を見て「癒されているのは私の方かもしれない」と感じました。

着替えて椅子に腰掛けたトヨさんは「ふ～っ」と大きなため息をつき、何と「先生、もうちょっと来ようかな」と言われました。あわてて「無理しなくていいですよ。主治医の先生には私から報告しておきますから」と言うと、「ううん。やっぱり先生といると楽しいから」と5回分の予約をし、迎えに来た夫の自転車の後ろに乗って手を振って帰っていかれました。

その後、トヨさんから「めまい」という言葉をあまり聞かなくなりました。

それより、スポーツの話や芸能人の話などをうれしそうに話してくださいます。「ちっちゃな庭があるんだけど、草取りもしてないから荒れ放題なのね。去年蒔こうと思ってたサニーレタスの種があったんだけど、（めまいで）それどころじゃなくなってから蒔いてなくて……。でもまためまいが起こると嫌だから、窓際から適当に種を放ったの。そうしたらあっちこっちから芽が出てきちゃって（笑）。お父さんから『おまえ、もう少しまとめて蒔いてくれ』って文句言われたわ（笑）」と楽しそうに話すトヨさんを見ながら、病気を抱えながらも、それなりにコントロールしながら生活をしているトヨさんの様子がうかがえました。

結局、ご主人が定年を早め、そのタイミングで心療内科からもアロマセラピーからも卒業していかれました。最後に「先生ありがとう。楽しかった！　これから年金生活だから先生のところには来れないけど、また調子が悪くなったら来ますね」という言葉をいただきました。ということは「今は調子がいい」ということでしょうか。私はトヨさんのコップを大きくすることに少し貢献できたのでしょうか。孤独感を埋める役をご主人にうまくバトンタッチできたとしたら、とてもうれしいことです。

トヨさんのケースで私はたくさんのことを学びました。「これからが勝負」という黒丸先生の言葉の意味もよくわかりました。本物の臨床アロマセラピストになるには、自分自身の成長がなければならないということで、それはプロのアロマセラピストとして精油やマッサージをうまく使えるようになったからといって完成するものではなく、そこからやっと臨床アロマセラピストへの道がスタートするのだということをトヨさんのケースで実感したのです。

つくづく、人対人の臨床現場では、セラピーは自分を移す鏡だなと思います。優しさや思いやりだけでなく、癒す者としての自分――具体的には、自分の「もの」や「こと」に対する価値観、平穏な精神性、病気や健康に対する考え方、ケアや代替医療の本質のとらえ方、死生観など、そういったものすべてが言葉となり行動となり、精油を通してタッチを通してクライアントの心や体にそして魂に伝わっていくのです。

トヨさんは確かに変わっていきました。でもそれはトヨさんが変わったのではなくて、私が変わったのだと思います。「病気」をみるのではなく、「病気に苦しむ人」をみようと思い直したおかげで、私は変わることができました。トヨさんは私にそれを教えてくれた先生です。

こうして、トヨさんや多くの医師たちのおかげで、私の臨床への道は本格的に始まっていきました。

第4章

さまざまな患者さんとの関わり

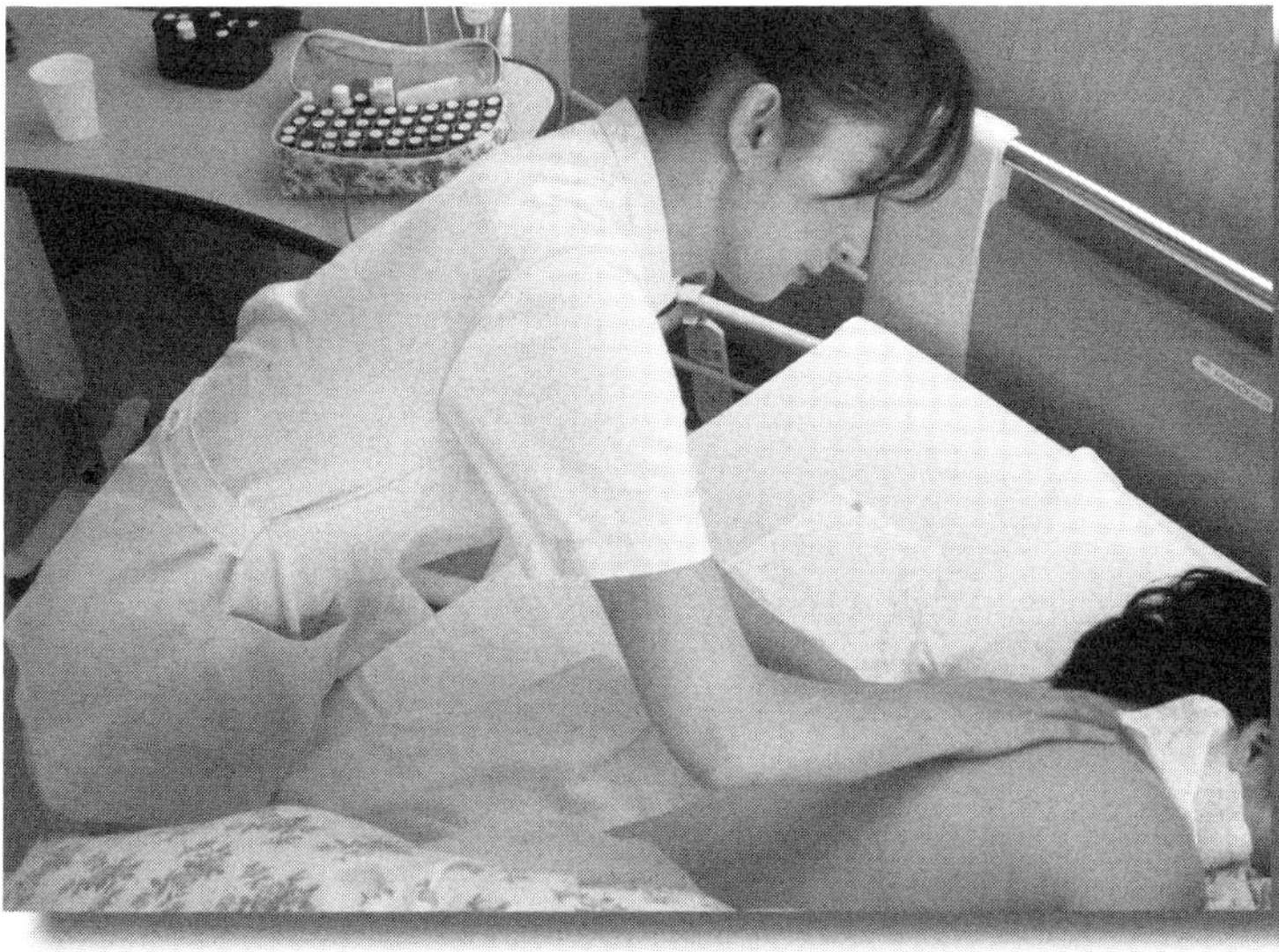

一人ひとりに合わせたケアを

臨床アロマセラピーは、レシピ通りにすればある程度同じ結果が得られるという単純なものではなく、とても個別性の高いものです。同じ病名を持っていても、それぞれの患者さんに合わせて基本のホリスティックアロマセラピーからさらに発展させていく必要があります。つまり精油の選び方からマッサージの方法、患者さんとの関わり方まで、患者さん一人ひとりに合ったオーダーメイドなアロマセラピーをつくりあげていくことになります。

精油についても、よく「がんの患者さんにはどんな精油がいいですか?」とか「胃が痛い人にはどんな精油がいいですか?」などと聞かれることがありますが、これらはなかなか即答が難しい質問です。たとえば、その「がん」を患っている方はどんな方なのか、そして今どのような状態で過ごされていて、どのような治療が施されているか、そして心理的、身体的、精神的にどのような苦しみを持っているのか、家族の様子はどうか、アロマセラピーに期待されているのは何かなど、病名や症状だけでなくご本人のことがわからないと残念ながら答えようがないのです。

さらに難しいのは、患者さんの心、身体、魂の状態は毎回同じというわけではないということです。臨床アロマセラピストは短期・中期・長期の計画を立てて臨みますが、人は常に変化しているので、その都度「今の患者さん」を理解しながら、アロマセラピーの組み立てを少しずつ変化させていかなくてはなりません。

まずは一症例、一回のセラピーを大切にしてほしいと思います。ただなにげなくアロママッサージを提供しているだけではアロマセラピストに成長はないでしょう。考えて、感じて、反省して、そういう真剣勝負を何回も繰り返していくうちに臨床力がついてくるのです。当校の卒業生も緩和ケア病棟へインターン実習に行きますが、その回数が多い人ほど成長はめざましいものとなります。

しかし中には臨床経験の場がなかったり、あるいは少なかったりして、せっかくアロマセラピストの認定をとったものの臨床に対して不安を持っている方もいるでしょう。そういう場合でも他の臨床アロマセラピストの経験を共有することで学べる部分も多くあります。そういうわけで、この章では実際に私が体験したクライアントとの関わりの記録をつづってみます。

病気に対するアロマセラピーではなく、病いに苦しむその人に対するアロマセラピーとはどのようなものかを知っていただき、臨床アロマセラピストを目指す方に何らかのヒントになれば幸いです。

なお、それぞれ掲載の了解は得ていますが、プライバシー保護のため、名前・年齢ほか内容を一部変更しています。

患者さんとの関わり① 〜心療内科・慢性疼痛〜

痛みを訴える裕美子さんとの関わりは、痛みの意味を考える貴重な経験でした。

裕美子さんは59歳。色の白い小柄なおとなしい人でした。とにかく口数の少ない裕美子さんとは、言葉でのコミュニケーションを図ることがとても難しいと感じました。唯一、口からもれてきた言葉は「首が痛い」。アロマセラピーの説明をするもいぶかしげな感じで「はい」と答えるだけでした。

1年ほど前、裕美子さんはある日の夕方買い物に行こうと自転車に乗って通りに出ました。前から子どもが3人楽しそうに騒ぎながら走って来るのが見えたのですが、先頭の子どもは後ろを向いてほかの2人と話に夢中で自転車に気づいていません。仕方なくそれを避けようと裕美子さんが少し車道側にハンドルを切った時、後ろから走ってきた軽自動車に追突されてしまったのです。その際、自転車ごと倒れた裕美子さんは左半身を石垣にぶつけ、ひどい打撲と大きな擦り傷を負ってしまいました。命に別状がある怪我ではありませんでしたが、痛みで数週

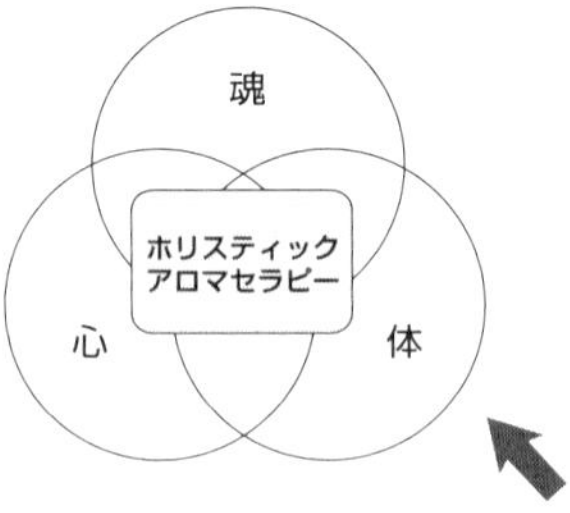

間は家から出られなかったそうです。傷は回復したものの、今度は首の痛みが出現してきました。頸椎捻挫（むちうち）を疑ってこれまで外科、神経科などに受診しましたが、レントゲンの結果は骨にも異常はなく、筋肉や靭帯にも異常は見られませんでした。整体や整骨院にも通いましたが、痛みは取れず、心理的なアプローチが必要ではないかと神経科からの紹介で心療内科を受診されました。

家族は夫と長女、長男の4人暮らしで、長男は食品会社の営業職、長女は下着のデザイナーで二人ともそれぞれのパターンで生活しています。夫は同じ年で来年定年予定です。

心療内科では軽い抗うつ薬と不眠の改善に軽い睡眠薬が出されました。なぜうつ病でもないのに抗うつ剤が？と思った方もいらっしゃると思いますので、少し説明します。

セロトニンは必須アミノ酸のトリプトファンからつくられます。必須アミノ酸には9種類あり（ひとつは子どもの時しか必要ではありません）身体の中では合成できないので、食品から摂取するしかないアミノ酸です。セロトニンは睡眠、気分、血液凝固・血管収縮、体温、食欲、嘔吐などの調整をしている大切な神経伝達物質で、うつ病の患者さんはこのセロトニンという物質の分泌が少ないと言われています。そのためセロトニンの分泌を促進させる薬が抗うつ剤（SSRI）です。セロトニンが減少するとうつ状態だけでなく、痛みの閾値が低くなってしまいます（注：閾値《いきち》＝痛みを感じるハードルのようなもの。閾値が低いということは痛みを感じやすくなるということ）。ですから痛みを強く訴える裕美子さんには痛みを緩和するために抗うつ剤が投与されたのです。

ところが残念ながら、投薬では裕美子さんの痛みは低下しませんでした。心理療法も試みられましたが、裕美子さんは拒否し、「私は首が痛いのに、肩が痛いのにどうして心療内科なの？」と初めて感情を出されたのです。

医師は「どうやら心療内科に不信感があるようだ。心理療法や薬物療法では時間がかかりそうなので、まず体へのタッチで少し介入してみてほしい」と痛みの緩和とかたくなな心を緩め、感情の表出を自由にすることを目的に私のところに紹介されたのでした。

裕美子さんの知られざる苦しみ

医師からの申し送りがあっても、アロマセラピストとしての見方があるので、患者さんのコンサルテーションを改めて行うわけですが、どこに焦点を合わせるかは医師からの申し送りの内容と、患者さんの様子をみて決めていきます。

裕美子さんの場合、食事や排便について尋ねてもキョトンとして（どうしてそんなことを聞かれるんだろう）という顔で、あまり答えたくない素振りを見せるのですが、痛みのことだけは細かく話してくれます。裕美子さんが発した「私は首が痛いのに、肩が痛いのにどうして心療内科なの」という言葉から、「気のせい」と思われているのではないかということがたまらなく嫌なんだろうと想像がつきます。決して医師らはそう思っているわけではありませんし、治療が必要な患者として見ているわけですが、「心療内科」という裕美子さん自身がもつイメージで「心＝気のせい」そのように思っているのだと思いました。

これをまず払拭して、私は「気のせい」とは思っていないという意思表示が必要になります。確かに骨や筋肉、神経など臓器に異常は今のところ見られませんが、裕美子さんの体には明らかに「痛み」が存在します。痛みは主観的なもので、他人の痛みと比べることはできません。患者さんが「死ぬほど痛い」と感じれば、「死ぬほどの痛み」が患者さんに存在しているのです。幸いアロマセピストは医師より長い時間を一人の患者さんにかけることができるので、私はこの「裕美子さんの痛み」というものをじっくり理解するところから始めることにしました。そうすることで「気のせいではない」と訴える裕美子さんの不信感や怒りを少し緩和できるかもしれないとも思ったのです。

「主治医の質問と重複するかもしれませんが、できるだけ裕美子さんの痛みを教えてほしいのです」と話して、事故の様子、首と肩のどこが痛いのか、いつからどれぐらいの期間痛いのか、どういう体位をとると痛いのか、どうすると痛みが和らぐか、首と肩以外の部位に痛みはないか、痛みがあることでどのような日常生活に支障があるか、生活で痛みをどのようにコントロールしているのかなど、裕美子さんの痛みを一つずつ確認しながら丁寧に聞いていきました。

クライアントの話を聞くときにはポイントがいくつかあります。

・うなずきながら、時に相槌や感想を入れながら、もっと聞かせてほしいという意思を伝えるために身を乗り出して聴く（「それは痛かったでしょう。よく我慢されましたね。それからどうなさったんですか」）

・クライアントの声のトーンや速度に合わせる（ゆっくり思い出しながら話している時などは決してアロマセラピストがその先の話をしゃべってしまったりせず、ゆっくりと相槌を打ちながら言葉が出てくるのを待ちます。逆に楽しそうにテンポよく話される時はこちらも楽しそうに聴きます）

・クライアントと同じ表情で聴く（眉間にしわを寄せて「ここがズキズキ痛いんです」と話される時には「この首の真ん中あたりがズキズキ痛むんですね」と同じように眉間にしわを寄せます）

・時々クライアントの話を整理しながら聴く（「ということは一日中痛みを感じておられるのですね。」）

こうして丁寧に裕美子さんの痛みに対するストーリーを聴いていくと、いろいろなことがわかってきました。首や肩の奥のほうに痛みがあり、それは一日中裕美子さんの頭から離れないこと。痛みは背中まで広がり、今は上半身全体に倦怠感があり、痛みは以前より強くなっているること、そのため眠りが浅くなっていること、処方された睡眠剤で少し眠りが確保できていること。風呂に入ると一瞬痛みが軽くなっているような気がするが、またすぐ痛みを感じてしまうこと。痛みを感じない日はないが、家族の食事の支度をしなければならないので買い物には出かけている、しかしそれ以外は外出できないことなどを身振り手振りをつけて話し、痛みを表現する時は眉をしかめて肩をすぼめて首から肩をさすりながら説明してくれます。

やはり、裕美子さんは口下手なのではなく、話したいことがあったのです。それは「痛み」を認めてほしいという思いだったのです。「痛み」を治す前に「痛み」があるということをはっきり認めてもらえないと、こうした慢性疼痛の患者さんは納得されません。また患者さんのストーリーを「聴く」ということは、患者さんの思いを聞き届け、どこに焦点を合わせてケアしていくかというアロマセラピストのケアの方向性を決める大事な情報源にもなります。

しかし、患者さんのストーリーを聴いているアロマセラピストもまた患者さんから観察されていることを忘れてはいけません。話しながら、このアロマセラピストは私を理解してくれているのか、理解しようと努力してくれているのかを見分けている時でもあるのです。

裕美子さんの表情はずいぶん緩んでいました。最初に医師から紹介されたものの、アロマセラピーという聞き慣れないものに対して、またアロマセラピストに対して懐疑的だったのは無理もありません。しかしコンサルテーションによって、私が裕美子さんの痛みを理解しようとしているのを分かっていただいたのでしょう、裕美子さんの表情はとても豊かになり、私の話にもうなずいて聞いてくれるようになっていました。そこで裕美子さんのアロマセラピーによるケアの第一歩を身体へのアプローチに絞り、少しでも痛みを緩和できる努力をするということを伝えました。裕美子さんは「分かりました。やってください」と深くうなずかれました。

実は話を聞きながら、不安や怒りといった心理的なものも感じたのですが、それは痛みが緩和されたあとの次の目的とすることにして、裕美子さんの望み通り、身体へのアプローチだけを伝えたのでした。

はじめての経験となる裕美子さんには、アロママッサージはオイルマッサージであること、決して痛みを感じるようなものではなく、筋肉をほぐし血液やリンパの循環を良くする効果があること、ショーツ一枚になっていただくが、必要なところ以外は肌を露出することはないことなどを説明し、特に背部から頸部に時間をかけ、顔や頭部を含む全身60分のアロママッサージをすることを話しました。マッサージというと日本人の場合、あんま・指圧といったマッサージや接骨院でのマッサージ、あるいは最近街で見かけるクイックマッサージのようなものを想像される方がいらっしゃいます。ですから、全く違うものであることを説明しておくことは必要です。逆にそういうマッサージを希望されている場合は、「違う！」となってしまうこともあるからです。病院やクリニックで行う場合はこういった説明をした配布物を用意して、事前に読んでおいていただくといいかもしれません。

使用する精油は、やはり「痛み」に焦点を合わせました。鎮痛効果を期待できるレモングラス1滴、レモン2滴、パイン2滴、ラベンダー3滴、ベースオイルはホホバオイル20㎖にセントジョーンズワートオイルを4㎖加えました。そして、これら精油に期待される効果を裕美子さんにお話ししました。厳密に精油の効果があったかどうかを調べる研究であれば、言わずに始めなければなりませんが、私が裕美子さんが今一番つらいと思っている「身体的な苦痛」に対してアプローチしていることを印象づけるためにも、あらかじめ説明をしておくことにしました。

アロマセラピーを終えて

うつ伏せで脚から背部、仰向けで脚、両腕、腹部、デコルテ、顔、頭部の順で施術を行いましたが、裕美子さんの上半身は、まるで鋼鉄が埋め込まれているかのように堅く、首と背中が針金で結ばれているように突っ張っていました。そこをゆっくりと伸ばすように少し圧をかけてマッサージをしていくと、少しずつやわらかくなり、血色がよくなってきました。背面が終わるころには寝息を立てはじめ、仰向けになると少し口をあけて身体の力は完全に抜けていました。これほどまでに硬くなった身体で、今までどれほどつらかったことでしょう。裕美子さんが語るストーリーの中に家族はほとんど出てきませんでした。もしかしたら、家族からいたわりの言葉や行為はなかったのかも知れません。だとすれば、一人でこの痛みを抱えて家族のためだけに生きてきたことになります。

アロママッサージが一通り終わり、目を開けた裕美子さんは「夢というか、いろいろな情景が頭の中に出てきまして。といっても、つながってはいないんですけどね」とトロンとした顔をしています。臨床アロマセラピストの第一人者であるJane Buckleは、アロママッサージで得られる感覚を「physical hypnosis（身体的催眠）」と表現しています。まさしく裕美子さんもそういう状態になったのだと思います。さらに驚いたのは、起きた裕美子さんが自分の肩を触りながら「肩が痛くない！　痛くない！」と叫んでいたことです。着替えが終わり、あらためて「良かったですね」と言うと、裕美子さんは小さな声で「本当にありがとうございました」と、にっこり笑って帰っていかれました。

この喜ばしい結果は、精油の作用でしょうか？　アロママッサージの効果でしょうか？　そして、裕美子さんは本当に治ったのでしょうか？

裕美子さんの痛みを和らげたもの

裕美子さんは、ペインスコア（自分でつける痛みの強さの点数。痛くて、痛くて入院するほどを10点、全く痛くない状態を0点として今の痛みを数値化する方法）を1時間ごとにつけるように医師から指示されていました。この日のペインスコアを後で見せてもらうと、アロマセラピーを受けた時間だけ点数は0になっていましたが、その2時間後からまた少しずつ点数が上がり、寝る前には6点まで上がっていました。さらに、翌日の朝は8点からスタートしました。

これだけを考えると、裕美子さんは治っていないことになります。しかし次の受診の後、医師から「裕美子さんは『痛みがなくなったのは1年ぶりでした。あの後は安心してゆっくり眠れました。諦めていた痛みがもしかしたら消える時が来るのかもと希望が持てるようになりました。アロマセラピーを続けたいと思います』と言っていましたよ。患者さんはそんな簡単に治るものではないし、治ったかどうかは患者さんが決めるものです。第一、検査を続けた結果、これまでの医師は『治っている』と判断したけれど、患者さん自身は『治ってない』と思うからまた受診されたわけでしょう。痛みの終決は患者さんしか分からないんですよ。今回、先の希望を持つことができたというのは患者さんにとって大きなプラスになっていると思います。過剰な期待は禁物ですが、このまま続けてみてください」と指導を受けました。

では、短時間ではあったにせよ、痛みが改善したのはなぜでしょうか。

①まずは精油の効果が考えられます。レモングラスには血管拡張や鎮痛効果があり、スコッチパインにはミルセンが多く含まれ、鎮痛効果が期待できます。ラベンダーは鎮痛、鎮痙作用をもつ優秀なオイルとしてよく知られています。これら精油の香りは小さな有機化合物の分子でできているので、その分子が皮膚の毛包から静脈に、また鼻腔を通り、肺に入り肺胞からガス交換の際に静脈に取り入れられます。これらの成分が体内に取り入れられ、鎮痛効果を示した可能性は大いにあります。

②また鼻腔から吸収された精油の分子の一部は嗅上皮に到達します。香りの刺激を繊毛内で電気信号に変え、その電気信号は嗅球で受容され大脳辺縁系の扁桃核に伝導されます。扁桃核は人間の「快」「不快」といった情動を司るので、香りが心地よいか、そうでないかが決まります。脳が「快」と感じれば、脳から「セロトニン」「βエンドルフィン」「アセチルコリン」などが分泌されます[8]。セロトニンは脳から出る疼痛物質を抑制し、βエンドルフィンはモルヒネの100~150倍といわれる鎮痛作用のある物質です。アセチルコリンは副交感神経を優位にさせる神経伝達物質で、リラックスし、血流を良くし骨格筋の緊張をゆるめ、心拍数や呼吸数も安定させます。裕美子さんが香りで「快」を感じたのなら、これらの物質による可能性もあるでしょう。

③また、アロママッサージは受動的な運動を与えますので、血流がよくなり、筋緊張を緩めたのかもしれません。あるいはアロマセラピストに肌を触れられることによる刺激は大脳

辺縁系や視床、視床下部、脳下垂体まで伝わるので、プラスの感情に影響を与えていると も考えられます。

④ それから自分で頭を洗っても気持ち良くないのに、人に洗ってもらうと気持ちがいいように、人に触れられることでのみ起こるリラクセーション効果は副交感神経を優位にするといわれています[9]。したがって、人に触れられることでやはり血管が拡張し、骨格筋をゆるめ、心拍数や呼吸数を安定させている可能性はあります。

⑤ そしてアロママッサージで温まることによって痛みが緩和することも考えられます。痛みを感じる受容体は、痛みだけでなく温かさも一緒にキャッチして伝達することが分かっています。つまり、アロマセラピストの手の温かさやマッサージで体が温まることで、痛みの刺激伝導が少なくなる可能性もあるということです[10]。

⑥ 心理的状態の改善から痛みが緩和した可能性もあります。痛みを増幅させる心理状態として、不安、抑うつ、怒り、敵意、攻撃心、恨み、絶望感、罪悪感などが挙げられます[7]。もし精油の香りやアロママッサージによるタッチ、そして痛みを共感したコンサルテーションによって、こうした痛みを増幅させる心理状態が改善されたとしたら、身体と同時に心へのアプローチをしていたことになり、その結果痛みがやわらいだとも考えられます。

考えられる理由はまだまだあります。

⑦こういう考えもあります。耐え難い痛みも注意の方向を他の刺激に向け、痛みから気をそらすことで、いくらか痛みがやわらぐという報告もあります[11]。アロママッサージは「physical hypnosis（身体的催眠）」という状態をつくるので、裕美子さんの1年間ずっと頭から離れることのなかった痛みへの囚われが、この1時間のアロママッサージ中外れていたとしたら、「気をそらす」ことで痛みが和らいだのかもしれません。

このように、軽減した理由はたくさん考えられます。裕美子さんの場合はどれでしょうか。実は私にも答えを一つに絞ることはできません。可能性はいくつも考えられ、本当にどれが裕美子さんの痛みを下げる原因になったのかは分からないのです。裕美子さんの場合は、どれか一つということではなく、すべての効果が総合的に働いたのではないかと感じています。

その後の裕美子さん

2週間に一度のアロマセラピーを受け続け、半年後には裕美子さんの朝のペインスコアは8から6、6から4と小さくなりました。このころから、子どもの起業の問題、義母の介護が終わった後に起こった実母の介護の問題など、さまざまな悩みの話が出るようになりました。はじめはいろいろなことが一度に起こって混乱しているようでしたが、少しずつ整理できるようになった様子でした。子どものことは「自分の価値観を押し付けるのはやめました。子どもには子どもの考えがあるのでしょうし、私が何を言っても聞かないでしょうから」と干渉するのをやめたところ、「子どもの言うことを冷静に聞いてみたら、子どもはしっかりと自分の将来設計を立てて進んでいることが分かりました。私はいつまでも子ども扱いしていたんだなと反省しました」とのことでした。実母の介護の問題は、夫はいわゆる旧家の長男で、そこの嫁である裕美子さんは実母の介護をしたいと言えなかったことがイライラの原因だったようです。痛みが強い頃はイライラするだけだったのですが、痛みが和らいだ時、ふと思い切って言ってみようと勇気がわいたのだそうです。ご主人に「母の面倒を見たい」と言ったところ、「おれの母親もしてくれたんだ。おれも定年だから少しは手伝えると思う。体に気をつけろよ」と裕美子さんは「結婚してから初めてやさしい言葉をかけてもらった」とうれしそうでした。

8か月後には若いころに習っていた日本舞踊のけいこを再開され、「もうペインスコアをつけるのをやめます」と医師に告げ、痛みから卒業されました。それでも自分の身体の調子を整えるためにアロママッサージは定期的に通っていらっしゃいます。

人の心（mind）と体（body）と魂（spirit）のどこからアプローチするかは、最初に臨床アロマセラピストが判断しなければならないことの一つです。誰に対しても同じパッケージされたメニューの提供では、臨床アロマセラピストの仕事としては不十分です。いつも体から、いつも心からというわけではなく、どこからアプローチしていくかはクライアントの状態をみて判断していきます。またそれは回数を重ねていくうちに変わっていくものなので、タイミングをみてアプローチを変えていくこともあります。なるべく正確に捉えられるよう観察力や判断力を養うことが大切です。

コンサルテーションや精油、マッサージすべてに関して、常に患者さん一人ひとりに合わせて毎回考えていくので、臨床アロマセラピストにはオーダーメイドなアプローチができる能力が求められます。

患者さんとの関わり②　～心療内科・パニック障害～

今度は、心（mind）からアプローチをして成功した小百合さんのケースをご紹介しましょう。

小百合さんは、駅で起こった5年前の過呼吸発作の様子から、非常に早口で話を始められました。「仕事に行こうと地下鉄の駅で電車を待っていたら、急に息が苦しくなってしまったんです。何とか息を吸おうと思うんですけど、入ってこなくて……死にそうになって、苦しくて。駅員さんを呼ぶ声は聞こえていたんですが、自分ではどうすることもできなくて。駅員さんから渡されたビニール袋の中の空気を、吸いなさいと言われて吸っているうちに、なんとか意識が戻ってきて……」。「怖かったでしょう」という私の言葉が終わる前に「怖かった。死ぬかと思いました。それから病院に行ったら、そこの先生が『若い時にはよくあることだから心配しなくていい』と言われて終わったんですけど。そしたら、今度はまた地下鉄の駅で心臓が不整脈みたいにバクバクと鳴って心臓が痛くて、倒れて救急車で運ばれたんです。運ばれた病院でパニック障害と言われて、『神経質な人がなる

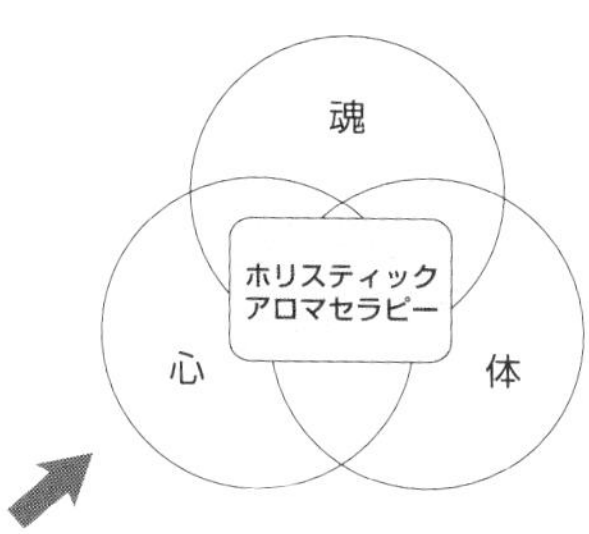

んだから、死なないから大丈夫。気にしないように』と言われたんですが、急に何度も来るので怖くて怖くて。電車には乗れません。今日も母に車に乗せてもらってきました……」。話はさらに数分続きました。私は「そうだったんだ」「怖いですよね」「不安だったんですね」と小百合さんの話を肯定しながら聴いていましたが、小百合さんの話は止まりませんでした。

とにかく聴いてほしいの

パニック障害の患者さんは接する機会がよくあるのですが、どの方もお洒落で「パニック障害の患者さんはきれいで魅力的な人が多い」というのが私の印象です。小百合さんも例にもれず、髪をきれいにまとめ、お洒落でお化粧もきちんとし、35歳という実年齢よりずっと若く見え、とても華やかな感じがしました。発作がひどくなる前まで、勤めていた出版社ではアシスタントの仕事に就き、校正、郵便物の管理、電話応対、来客応対、データ入力などさまざまな仕事をきっちりこなしていたそうです。

通常コンサルテーションの時間は限られているので、一度に全部を聴くことができない時もあります。そんな時は、次回に続きを伺うことにしています。しかし話し続ける小百合さんを見ていると、どうもしっかりと状況の把握をすることを望まれているような気がしました。そこで「マッサージの時間が短くなりますが、もう少しお話をお聞きしたほうがいいかなと思います。いかがですか？」と聞いてみると、案の定「そうしてください。それでお願いします！」と少し嬉しそうにまた話を始められたのです。

ただ、いつもこのようにコンサルテーションの時間を伸ばすわけではありません。小百合さんの場合は、「話したい」という気持ちをまず満足してもらわなければ、次に進まないと感じたからです。

私たちはたくさんの方を限られた時間でケアしなければならないので、医師と同じように時間枠はクライアントに理解してもらう必要があります。あらかじめ時間枠をきちんとクライアントに伝えておけば、クライアントは必ずその中で自分の話をまとめてくれます。初回は30～40分程度の長い時間を設定しているので、十分話をすることができます。また一度で十分話せなくても、次回に持ち越すこともできます。小百合さんのように話を分かってほしいという気持ちが強い場合も、トータルの時間は同じにしておきます。

アロマセラピストが作成し保管しているカルテの整理も重要になります。使った精油やマッサージの内容を記しておくのは基本ですが、前回のカルテを見てどこまで話が進んだか、何を聴き忘れているかを確認しておきます。したがって、部屋に入ってきたときの様子から会話や行動まで、クライアントを映し出すものはすべて書き留めておきます。また身体的特徴や施術後の変化なども詳しく書き留めておくとよいでしょう。また、アロマセラピストからクライアントにフィードバックした内容も書いておきます。もちろん書く時はボールペンなどの消えないインクで書き、保管は鍵のかかる棚で保管してくださいね。

パニック障害の恐ろしさ

ここでパニック障害についてお話ししておきましょう。

20世紀初頭、風もなく凪いだ海で、何時間もアザラシがやってくるのをひたすら待っているエスキモーたちが、突然呼吸ができなくなり胸が高鳴り死んでしまいそうな恐怖感に襲われることがあったという記述が残っています。このような状態になったエスキモーたちは、エスキモーの住居であるイグルーに閉じこもって二度とアザラシ狩りに行けなくなった者もいるそうです。これは今日の「広場恐怖を伴うパニック障害」に酷似していると言われています[12]。

パニックというと、ヒステリー的な混乱や周囲を巻きこむような大騒ぎを想像するかも知れませんが、「パニック発作」は全く違うものです。「パニック発作」は突然始まり、10分後にはピークに達します。動悸、頻脈、呼吸困難、胸痛、窒息感、吐き気、腹部不快感、寒気、のぼせ、めまい、しびれ感、頭痛などさまざまな症状があらわれ、そのあらわれ方は人によって異なります。過呼吸発作はその随伴症状として起こることがあります。過呼吸ということは普段より深い呼吸を速くすることをいいますが、呼吸をしすぎると、体内の二酸化炭素の量が減り、血液がアルカリ性になってしまい（呼吸性アルカローシス）、苦しくなります。さらに血中の二酸化炭素が少ないことで、脳は「あー、呼吸量が少ないんだ」と勘違いしてもっと激しい呼吸をして、発作を長引かせてしまうこともあります。過呼吸発作が起こった場合、ペーパーバッグ法といって、紙の袋を口に当て袋に入った自分の呼気（二酸化炭素が多い）をもう一度吸い込み、血中の二酸化炭素の量を上げていく方法をとります。軽い発作なら深呼吸をくりかえすと落ち着いてきます。小百合さんの5年前の過呼吸発作は1度きりでその後はおさまっていましたが、今度はほかの症状も現れ、パニック発作として起こってきたようです。

「パニック障害」はこの「パニック発作」を繰り返し、また発作が起きるんじゃないかという「予期不安」に毎日苦しめられます。そのため、少しの身体感覚にも敏感になって、日常生活が困難になることも多く、二次的なうつ状態にまでなってしまうこともあります。発作を抱えながら生きるということは毎日が恐怖なのです。

心へのアプローチ

小百合さんは「病いのストーリー」をひと通り語ると、少し落ち着いてきました。広場恐怖といって、たくさんの人前に行くと「ここで発作が起こったら恥ずかしい」「誰も助けてくれなかったらどうしよう」という気持ちになり、大勢のいる場所に行けないことがあります。小百合さんも広場恐怖がありましたが、誰もいなくても同じように恐怖を感じると言います。「ひとりでいる時に発作が起こったどうしよう。誰にも助けてもらえなかったら」と思うと本当に発作が起こりそうになってしまうというのです。

パニック障害は以前不安神経症とも言われていましたが、やはり小百合さんから感じるものも「強い不安感」でした。もちろん発作に対する不安があることは十分理解できるのですが、どうもそれ以外にも不安なものを抱えているように思えました。私には「孤独感」のようなものを感じたのです。そして私はつらい話をしながらも小百合さんが時々笑顔を見せることにも違和感を感じていました。

私はコンサルテーションの様子から、不安を和らげる心理的なアプローチを短期的な目標とし、その後、自信をつけることを中期、長期の目標に設定しました。したがって、香りは小百合さんの嗜好性（香りの好み）を第一に考え、一番好きな香りを選んでもらいました。

好きな香りは交感神経を抑制し、嫌いな香りは交感神経を優位にさせるという報告があります。先ほどの痛みを訴える裕美子さんと違い、小百合さんは心理的アプローチから入っていったので、この嗜好性を考えたリラクセーション作用を必要とします。嫌いな匂いはストレスとなり、緊張を高めることになるので、好きな香りを選択することが大切になるのです。

いろいろな香りを嗅ぎながら、「これいい匂い」と言ったのは、ローズ・オットーでした。ローズ・オットーには抗不安作用があるので、やはり自分が必要な精油を選ぶなあと感心しながら、ホホバオイル20mℓにローズ・オットーを1滴、同じように抗不安作用があるといわれる真正ラベンダー2滴とスイートマジョラム1滴を加え、1%のブレンドオイルを作りました。心理的な問題にアプローチする場合は、1～1.5%と濃度を下げますが、ローズの香りが強いので、1%でも十分香ります。

私は万が一を考え、うす茶の紙袋を用意し、アロママッサージを始めることにしました。小百合さんの呼吸はとても速く、胸式呼吸をしていることがよく分かったので、緊張の強い背部、胸部の回数を少し多くして、いつもよりストロークは大きく、マッサージ速度を下げて行ったところ、少しずつ小百合さんの呼吸もゆっくり安定してきました。不安が強い、あるいは痛みが強いなど交感神経が優位になっている場合は、マッサージはゆっくりとした同じリズムを刻むことによって順化作用を起こし、鎮静効果を高めていきます[13]。

もうひとつの物語

初回のブレンドを繰り返し、香りの条件付けをすることで安心感をもたらすようにしました。

回を重ねるごとに小百合さんは落ち着きを取り戻し、母親の車での送り迎えは相変わらずでしたが、投薬治療と定期的なアロママッサージで発作の回数は激減していきました。

このままうまくいくかに見えましたが、ある日「発作が急に一日に2回起こった」と話されました。「何か不安になるようなことがあったのですか?」と尋ねると、「実は、5年つきあった彼がいるんです。結婚するつもりでした。でも私がこんな病気になってしまって……それでも構わないって言ってくれているんですが、やっぱりきちんと治ってから結婚のことは考えようと思っていたんです。でもちっとも発作は0にはならないし、これ以上待たせても悪いと思って……どうしたらいいかわからなくなったとたん発作が起こってしまって。やっぱり私は駄目です」と初めて涙をこぼされました。

小百合さんには、0か100か、白か黒かといった完璧を求める傾向があるようです。求めるものがその通りいかないと、すぐ「ダメな自分」になってしまうのです。コップに水が半分入っていても「これだけしかない」と思ってしまい、「まだこれだけ入っている」と楽観的には思えないようなのです。世の中なかなか完璧に物事が進むことは少ないので、そのたびに自信を失い苦しんできたのでしょう。

5年前も、本当は編集者になりたくて出版社に入社したのですが、与えられた仕事は事務の仕事がほとんどで、毎日毎日必死で業務をこなし、人が足りないので昼休みも働いていたとのこと。ある時部下のアルバイトが仕事でミスをしてしまい、上司から「なんでちゃんと見ておかなかったんだ」と怒られてしまいました。過呼吸発作を起こしたのはその翌日の朝の出勤時だったそうです。

新たな物語が語られ始めました。すぐ主治医とカンファレンス（症例検討会議）をしました。主治医は、セルフケアとしてバイオフィードバック※を使って呼吸法を教え、主治医も私も小百合さんの自信を回復させるために、「小さな成功を認めていく」ようにすすめていくことを確認しました。

※バイオフィードバック：本来感知することのできない心拍数・呼吸数・筋肉の動き・皮膚温などを、機械を使って継続的に測り、リアルタイムで画面に映して対象者にフィードバックします。小百合さんの場合は、それらの生理的反応が、呼吸法などをすることによって変化することを理解し、リラックスした状態を自分自身でつくる訓練に使用しました。

大きな成功につながる小さな成功

小さな成功はいくらでもあります。小百合さんはアロママッサージ中、一度も発作を起こしていません。ほとんど家から出られなかったのに、母親に送ってもらいながらも、月に2回は病院やケアルームに出かけています。最近では買い物も一緒についていけるようになっています。会社を辞める決心も自分でしています。

コンサルテーションでは、そういった小さな成功を見つけながら話を聴いていき、初回のブレンドに地に足をつけられるようサンダルウッドを1滴加え、ゆっくりと長めのストロークで背部とデコルテに時間をかけながら、60分のアロママッサージを続けていきました。「でも私は～」と小さな成功を喜ばなかった小百合さんも、次第に、2週間の間に経験した「小さな成功」を自ら見つけてコンサルテーション時に話すようになりました。同時に、発作はほとんど起こらなくなりました。そして、「私、リラックスしている時には発作は起こらないような気がするんです。それから、悩むのはアロマに来る前の日にまとめてやることにしています。マッサージを受けると、どうでもいいような気になって楽になるんです。その前の日ならどんなに悩んでもいいかなと思って」と、新しい不安の解消法も見つけたようです。患者さんが少しでも工夫していることがあったら肯定をします。しなければならないというプレッシャーにならないように、大げさに言うのではなく「それはいい方法ですね、とりあえず今はそれを続けてみてもいいかもしれませんね」とやんわり応援します。

小百合さんは今、精油を部屋に蒸散させながら心療内科で習得した呼吸法を実践中で、セルフケアも続いているようです。

小百合さんの求めたもの

今、小百合さんはパニック障害で苦しんでいた時の自分を振り返ってこう分析しています。小百合さんは抱えている発作の不安を家族や友人に幾度となく話していましたが、発作が起こらなければ普通に見えるので「たいしたことはない」と思われることが多かったようです。しかも父親からは、「お前はしっかりしてないからだ！」と怒られたそうです。教員の父は以前から小百合さんに「ちゃんとしろ」と言い続けていたそうで、そんな父親の言うとおり、小百合さんはどんな時も「しっかり」「ちゃんと」と自分に言い聞かせて生きてきたそうです。完璧でない私は駄目だというのは、父親に認められる自分ではないから駄目だということだったのです。これで発作を抱えた苦しさを話しているのに、愛想笑いをすることも納得しました。過剰適応といって、嫌われたくないから自分を抑えて相手に合わせてうまく調和を図ろうとするのですが、行き過ぎると自分を出せなくなり苦しくなってしまいます。強い父親に気に入られよう、認めてもらおうとしている間に身に付いた反応だったのでしょう。

仕事も途中で辞めることは逃げ出すことだと考え、何とか続けていましたが、身体は限界だったそうです。限界だという意識が自分では全くなく、それどころかうまくできない自分や自分のように働かない後輩に腹を立てていたそうです。

「小さな成功を見つけていったら、父親の言うようにはできないけれど、小さな自分でもいいかなと思えるようになった。彼は『十分すぎるぐらい小百合はしっかりしているから、少し抜けてたほうがいいんじゃない？　その方が僕は楽だ。楽しい方がいいでしょう』という人で、最初はいい加減な人だと思ったけれど、この楽天的なところが私にないところで惹かれたんだと思う」と語ります。

約半年間にわたるアロマセラピーは小百合さんにとって何だったのでしょう。「私にとってケアルームは逃げ場所だった。泣いても笑っても何を話しても許してもらえたし、聴いてもらえた。私を脅かすものは何もない中で体を預けているとすごく安心だった。母親も父親からかわいがることは甘やかすことだからと言われていたから、抱きしめられた覚えがない。人の温かさでこんなに癒されるなんて、とても不思議な感じがしていました」

どうやらケアルームはシェルターの役割をしていたようです。私たちがどれほど共感しても、実際に病いを乗り越えていくのはクライアント自身です。西洋医学の治療は乗り越えやすいところまで山を小さくしてくれますが、やはりクライアント自身がその山を越えなければならないのです。そのためにはクライアントに休息と患者さんの力を引き出すエンパワーメントが必要になります。アロママッサージを受けている2時間は、小百合さんにとって心と身体を十分に休め、治療を受け続けるための体力や気力、抱えている問題の解決をするために必要な勇気をたくわえる大切な時間になっていたのかもしれません。

患者さんとの関わり③ ～心療内科・摂食障害～

約1年半をかけて関わりをもった、忘れられない佳代さんのストーリーです。

佳代さんはベッドの上で激しく泣いていました。「死んでやる！死んでやる！　父の所に行くんだ」と大粒の涙を流しながら大声で叫んでいます。佳代さんは30歳。標準で45kg以上あるはずの体重は20kgを切り、命の危険があると判断し内科的治療のために入院していました。佳代さんの病名は「摂食障害」。

摂食障害には主に拒食症（神経性食欲不振症）と過食症（神経性過食症）の2タイプがあります。佳代さんは拒食症。全国規模の調査では、高校三年生の50人に一人は拒食症という衝撃的な報告もありますが、年々低年齢化していく傾向もあるようです[14]。

やせ願望が強い場合は、少し痩せてくるともっとやせたいと歯止めが利かなくなり、ますます痩せようと努力します。しかし、人間は生きていくために「食べたい」という気持ちが抑えきれなくなり、無茶食べをしますが、そのあと「太りたくない」という気持ちがわき、指を突

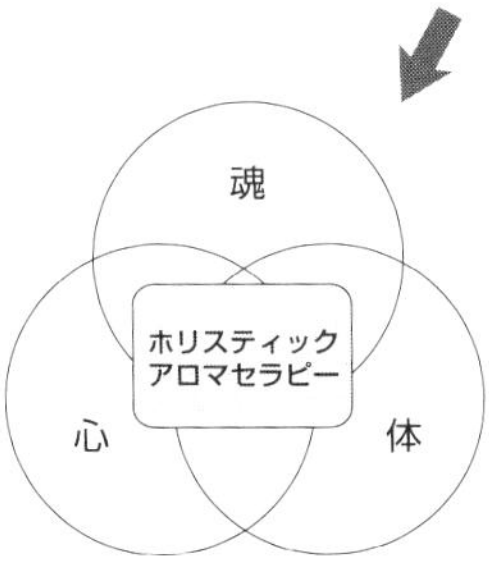

っ込んで「自己誘発嘔吐」をするようになります。拒食症の方の効き手の人差し指や中指のつけ根に吐きダコといわれる皮膚が硬く盛り上がったところがあるのはこのためです。体重が落ちていくにつれ、身体機能も落ちていきます。腸管の働きも弱くなり便秘になると、少しでも腸管に便があることが気になって常用量以上の下剤を服用したり、栄養失調で起こる浮腫を嫌がり、利尿剤を乱用してしまうこともあります。次第に血圧が下がり、皮膚は黒く乾燥し、髪が抜け、徐脈などの不整脈が起こることもあります。さらに嘔吐と栄養失調で体が冷え、骨や筋力が弱くなっていきます。場合によっては不眠が続き、昏睡など意識障害がおこることもあります。拒食症も早期治療では寛解率は高いのですが、体重が30kgを割り込むと緊急の内科的治療が必要になり、最悪の場合「死」という悲しい結果にもなってしまいます。原因は単なる「やせ願望」だけでなく、最近は受験勉強や親の不仲、友人関係などさまざまなストレスが関係していて、思春期以降で発症する場合はさらに複雑になりその原因を限定することはできません。佳代さんもまた10代で発症していますが、ダイエットから始まった典型的な「拒食症」のタイプではなく、複雑な背景を持つ女性でした。

サンダルウッドで思い出した父の香り

子どもが駄々をこねるように泣く佳代さんの姿からは、憎しみや怒りのようなものは感じられず、迷子の子どもが親を探すようなそんな感じがしました。そこで私は回診の際に精油箱をベッドサイドに置き、何か佳代さんが落ち着くような好きな香りがあればと、いくつか精油の瓶のフタを開け鼻に近づけてみることにしました。まず、日本人がとても好きなスウィートオレンジの香りを近づけてみましたが、泣きやむそぶりはありませんでした。ラベンダー、ローズ、ネロリ、フランキンセンス、ローマンカモミールと次々女性が好みそうな香りを鼻に近づけていきましたが、やはりどれもダメでした。そして、最後に手にしたのはサンダルウッドでした。これがだめならあきらめようと思ったその時、佳代さんはピタッと泣きやみ「父の香りがする！」と言い出したのです。その意味はすぐには分かりませんでしたが、とにかくティッシュに1滴とって佳代さんに差し出しました。佳代さんは大事そうに胸にティッシュを抱き、「父だ、父のにおいがする、いいにおい」と言って、泣いた疲れもあったのでしょう、そのあとぐっすり眠っていきました。サンダルウッドで思い出す父親とどのような思い出があったかその時は分かりませんでしたが、まさしく「プルースト効果（香りによる記憶の蘇り）」がおこっていることには間違いありませんでした。

それから、病室にいくたびに私の顔を見ると「にこっ」と笑ってくれるようになり、教授の回診が終わってからベッドサイドで話をするようになりました。ピアスの穴があいているのを見て、「お洒落さん」なのではとファッションの話をしてみると、とても嬉しそうに好きな洋服の話をしてくれました。靴に話がおよぶと「好きな春物の靴があるんだけど、いつもその時は入院してるから、履く機会がないの」とさみしそうでしたが、それ以外は人懐っこい笑顔をもった本当に愛らしい30歳の女性でした。栄養失調状態ですから、脳へのエネルギーも不足していて意思の疎通もままならないこともあるのですが、佳代さんはどこにも精神的な歪みは感じられず、ただ食べられないことだけが普通の女性と違っていただけでした。

何度も佳代さんと話し、とても波長があうことがわかりました。佳代さんもそう思ってくれたのでしょう、「アロマセラピーってどんなことをするの?」「何本ぐらい香りはあるの?」「頼めばやってもらえるの?」と私の仕事にとても興味を示してくれるようになり、ある時主治医に「アロマセラピーを受けたい」と自分から申し出てくれました。

その頃は外来の患者さんを中心にケアしていたため、入院の患者さんのケアは初めてでした。大学病院では入院患者さんの場合には基本的に研修医が主治医となり、その上に指導医がつきます。研修医は医師の国家資格を取って2年間の呼び名ですが、心療内科の場合は、内科を2年以上経験してから心療内科の研修医になります。これまでケアの依頼を受けてきた医師はすべて指導医クラスのベテランの先生です。ベテランの先生方は私を指導する余裕もあり、患者さんにプラスのものだと確認ができればその機会を与えてくれますが、研修医の先生方は私と同じ学ぶ身です。内科としては十分な経験をお持ちですが、心療内科の医師としては学びの時期ですので、多くの患者さんとの治療過程を体験して、いろいろな治療方法を身につけていく大事な2年間になります。とても忙しく、アロマセラピーなどの代替医療を理解はしてくださっていても、チーム医療をするところまでの余裕はありません。また私が加わってしまうと、どの治療が患者さんに影響を与えたかわからなくなってしまいますし、医師としての治療過程に確信を持つことができなくなり、研修医の先生を混乱させてしまうので、これまで研修医の先生とご一緒する機会はありませんでした。

ところが、佳代さんの主治医となったM先生は大学で神学を専攻したあと医者になり、その後救急医療に携わっていましたが、「忙しさで命の重みが分からなくなってきた」と心療内科に研修に来られた異色の医師で、スピリチュアルな部分も理解できる研修医の先生でした。「佳代さんを中途半端に退院させず、もう一度自分の足で人生を歩んでいけるようしっかりここで治したい。そのために力を貸してほしい」と言っていただいたのです。私は全力でそのお手伝いをすることを約束しました。命に関わる状態ですので、指導医の竹林先生に私のスーパーバイズをお願いして、医師、看護師、薬剤師、作業療法士そしてアロマセラピストの1年に及ぶチーム医療が始まりました。

痩せた体へのタッチング

大部屋に入院していた佳代さんのはじめての施術は病棟の面談室で行いました。壁と壁いっぱいにベッドが置かれていいてアロマセラピストとしては非常に動きにくいところでしたが、アロママッサージは香りの問題もあって個室がベストですから、ありがたく使わせていただくことにしました。

拒食症の患者さんの体をケアするのははじめてでした。脂肪が全くなく、骨が浮き出た体をどうやってマッサージしていくのか、佳代さんの体を見た時、正直戸惑いました。私のその戸惑いが伝わったのか「先生、痩せてるでしょう。恥ずかしい」と佳代さんがうつぶせのまま言ったのです。望んでやせたといっても、精神が正常である佳代さんが、細すぎる自分の体の異常に気づいていないはずがありません。体にコンプレックスをもっているクライアントが、そのままの姿を私に見せることにどれだけの勇気がいったことでしょう。

ここでもう一度タッチというものを考えてみたいと思います。アロママッサージは循環器系や骨筋系のさまざまな効果が言われますが、一番大事なのは肌と肌が触れるというその原始的な行為＝タッチにあると思います。

手のひらは「掌」と書きますが、これは「たなごころ」とも読み、中国語の「手の心」の意味だそうです。心とは中心のことで、掌は手の中心という意味になります。つまり手の中心にあるのは「心」ということになります。手の中心に心があるかないか、さらにどんな心を相手に伝えるか……それによってタッチがただ触れただけの行為なのか、それとも共感や感動をもたらす深い一体感を生み出すような相互作用になるのかが大きく違ってくるのです。

佳代さんは、骨もかなりもろくなっているので、施術は圧をかけすぎず、ただただ自分の掌や指に集中して、いたわるように慰めるように1ストローク1ストローク大切に隅々まで触れていきました。途中何度も「あったかい。すごくあったかい」と小さな声でつぶやいて、少し寝息をたてていました。私は「生きて」と願いをこめて40分間のマッサージを終えました。

「温かくてとろけそうだった。入院してこんな気持ちになったのは初めて。生きてるという感じがした。アロマセラピーを続けたい」という佳代さんの言葉を聞いたM医師から、あらためてスピリチュアルケアとして関わってほしいと依頼がありました。

入退院を繰り返して

佳代さんの病歴は16歳からですから、14年にも及ぶ長いものでした。もともと食が細く思春期に甘いものをたくさん食べるなどということもなく、食に対してそれほど興味はなかったといいます。どちらかというと何かに夢中になると食べるのが面倒くさくなり、食べずにがんばり続け、倒れてしまうということを何度も繰り返していました。

18歳でおもちゃメーカーに就職をしました。佳代さんはデザインが得意で、おもちゃのデザインを手掛けるのですが、ここでも一生懸命働きすぎ、食べずにお酒を飲んでとうとう慢性膵炎を起こしてしまいます。慢性膵炎を患うと膵リパーゼという消化酵素が出にくくなりますので、脂肪の多い食品の摂取は控えるように言われます。佳代さんにも食事に気をつけるよう指示が出て、さらに食事をとらなくなっていきました。

この頃から少し食べ過ぎると吐くようになります。体重はどんどん減っていき、とうとう入院。そして、病院では高カロリー食で食事指導を受けながら少しずつ体重をあげ、ようやく無事退院となりました。

入院を機に仕事を辞めた佳代さんが次に選んだのはホテルのサービス係の仕事でした。そこで、ある男性と出会い、結婚するのですが、夫は定職に就かず、義母はそれも佳代さんのせいだと生活費を佳代さんに出すように命じました。佳代さんは一生懸命働きながら生活費を入れ、ふらふら飲み歩いて帰ってこない夫を公園に探しに行くことが何度もあったそうです。とうとう心も体もボロボロになり、歩くこともままならない状態になった佳代さんは、実母に離婚することを告げたのです。

実家に戻ってから食べ吐きが始まり、入退院を繰り返すようになりました。そんな佳代さんにさらなる不幸が襲いかかります。父親の死でした。父親は胃がんで余命が3か月と宣告されていました。しかし父親は、助からない自分の治療にお金をかけるより、佳代さんの治療費の方が大切と治療は一切しないと決め、そのまま亡くなりました。出張が多くあまり会えない父親でしたが、佳代さんにとってはかけがえのない人でした。その父親を失い、佳代さんを支えているものがなくなってしまい、一気に病状が悪化していきました。サンダルウッド（白檀）に反応したのは、大好きだった父親の整髪料の香りに似ていたからだったのです。

その後は、倒れては救急車で運ばれ、いろいろな病院にかかり、いろいろな医師に治療を施されましたが、病状はどんどん悪化していくばかり。そんな時に出会ったのがM医師だったのです。

アロマセラピーは自分へのご褒美

これだけの病歴ですから、佳代さんに関わった医師はこれまでにたくさんいますが、「全然わかってくれなかった」とつぶやきます。そのあと「すぐに『食べろ、体重はいくつになった、どうしていうこと聞かないんだ』って責められる。食べられたらこんな病気にはならない。食べられないいんだから仕方がない」と佳代さんは怒っていました。しかし医師も必死です。拒食症で命を落とすことは珍しくありませんし、私もそういう現場を見てきました。それぐらい難治性の高い病気ですから、命を助けることが使命の医師にとって「食べさせたい」という気持ちが前面に出ても仕方がないことだと思います。ただ残念ながら、その思いが直接的すぎて、佳代さんの心には届かなかったようなのです。

佳代さんは体重が減少するにつれて、さらに過活動となり、病棟中あっちこっちに行ってしまいます。ただでさえエネルギーが少ないのにそんなに消費してしまったら……と心配するのですが、人は生きるようにできているようで、じっとしていれば死ぬのを待つだけ、だから少しでも食べ物を探そうと動き回るのです。しかし、佳代さんの感情は本能と違い、食べたくないという方に走るので、動き回っても食べることはしません。それどころか、命綱の栄養補給のためのIVH（中心静脈栄養法）や鼻注（経鼻経管栄養法）の管を外したり、トイレに栄養剤を捨ててしまったりという問題行動を無意識のうちに起こしてしまいます。でもこれは佳代さんがしたくてしていることではなく、本能と感情の混乱で無意識のうちに起こしてしまうものので、佳代さんを責めることはできません。それでも今の佳代さんにとってIVHや鼻注は生きてもらうための唯一の方法であることに間違いはありません。

M医師と何度も話し合い、第一段階としてアロマセラピーの役割を頑張ったご褒美にすることにしました。これまで、佳代さんは入院するたびすぐ「行動制限（不適切な行動を起こさないように行動に制限を設け、望ましい行動、例えば食事をして体重増加が認められれば、行動制限を解除していくという行動療法の一手法）」をかけられていましたが、それが嫌いで佳代さんはよく泣いて暴れていたそうです。M医師はそれをやめて自由にする代わりに鼻注を取らない、栄養剤を捨てない、下剤を飲まない、でももし破ったらアロマは受けられないし、行動制限をかけるという約束をしたのでした。

破られた約束

アロママッサージのオーダーが入るということは、治療が順調に進んでいるということなので喜んで面談室に向かうことができます。佳代さんは、部屋に入ってくるなり「先生がんばってるよ。アロマなくなったらいやだもん」と報告してくれていました。私は体重には一切触れず、佳代さんが眠りにつくまで興味のある話をしながら40分のアロママッサージをしていきました。ホホバオイルに、皮膚の乾燥を少しでも防ぐため月見草オイルを少量足し15mℓベースオイルに対して、佳代さんの好きな香りのローズウッドを2滴、スウィートオレンジを2滴、ラベンダー2滴、サンダルウッド1滴を組み合わせ、約2％でマッサージオイルをつくると「いいにおい。いいにおい」といつも目をつぶっていました。

ところが5回目が予定されていた前日、M医師から「大量に下剤を飲んだから約束通りアロマは中止しますね」と連絡が入りました。とうとうやってしまったかと思いましたが、同時に、過去のことを考えるとよくこれまで我慢していたなあとも思いました。そのあと佳代さんは「アロマはなし！」と、大嫌いな行動制限がかけられたため、ずいぶん荒れたらしく、看護師さんたちは大変だったようです。でもM医師にかなり怒られ反省したようで、もう一度M医師と約束を交わして、1か月後にまたアロマが再開されました。

久しぶりに会った佳代さんはとても甘えて入ってきました。「てんてー（先生）来たよ～」「M先生に怒られたんだって？」「そう。下剤飲みすぎちゃって。泣いて謝ったけど『アロマはなし！』って言われて」「お許しが出たってことは頑張ったのね」「もう（下剤は）飲んでないよ」。かなりM先生は怖かったようです。でもさんざん怒られた後、「少しずつ駅で休みながら進んでいったらいい。焦らなくていい」と言われた言葉が佳代さんにはうれしかったようで、「そんなことを言ってくれる先生は今までいなかった。そうだ、駅でひと休みしながらゆっくり」と自分でもう一度繰り返していました。医師の言葉に反応したり、甘える佳代さんをみて、何か変化が起こっているように思い、そのまま受け止めました。施術の最後にしばらく頭や顔をなでていると、にんまりと目元と口元をゆるませて幸せそうな顔をしました。

どうやら医師を父親に、私を母親に、看護師さんは毒を吐いてストレス解消する相手にして（看護師さんが一番大変だったと思います）、佳代さんは自分を再育していくプログラムを自分で作っていたのです。

まだまだ口からの食事の摂取は十分ではありませんでしたし、必ず食べると吐くという悪い習慣からは抜け出せてはいませんでしたが、確実に佳代さんの中で何かが変わり始めているのを感じました。

心ない言葉

ある日、佳代さんに転院の話が持ち上がりました。M先生が勤務しているもう一つの病院です。アロマセラピーは続行することとなり、私は2週間に一度、その病院まで出張していきました。佳代さんはおしゃべりが好きで、冗談も好きなとても明るい女性です。かわいらしく世話好きで、人懐こくもあり、そんなところがみんなに好かれます。体重も少し上がり、精神的にはずいぶん安定していて、転院先の病院でも師長をはじめ、ほかの入院患者さんにも好かれていました。彼女はマグネットのように医師や看護師そして私を吸い寄せていきます。放っておけないような、実は私の方が会いたいような、本当に患者力があるなと感心します。

施術のために用意された部屋に勢いよく入ってきた佳代さんは、きれいに化粧をしていました。患者さんが髪を整えたり、化粧をしたり、洋服をきちんと着るようになると社会性が高まったと回復のバロメーターになります。どうやら転院してさらに心も体も楽になっているようでした。相変わらず吐いてはいましたが、自己誘発嘔吐ではなく、吐く気がなくても佳代さんいわく「ぴゅろっ」と出てしまうのだそうです。長い間、低栄養状態が続いていたので、まだ腸管の働きが悪く、胃や腸からの排出が遅いので、体がいったん覚えた「吐くという行為の癖」がなかなかとれない意志とは別の自動行動のようなものだと思われました。

明るくふるまう佳代さんにまた転機がやってきました。いつも通りアロママッサージが終わり、体の調子を聴いていると、外から男の人の声がしてきました。その人は病院のスタッフのようで、「ああなるのは、自分が食わんからや。食べればいいのに食べへん。ただのわがままや。見てみ、あの体、ガリガリで気持ち悪いやろ。ああなったのも自業自得。アロマかなんか知らんけど、やっても無駄無駄」と、大きな声で周りにいたお年寄りの患者さんに話していたのでした。アロマセラピーへの批判もあったのかも知れせんが、ひどい言葉です。私はわなわなとふるえる佳代さんをしっかり抱きしめ、「あなたのこと何にも知らない人は、ああやって見る人もいる。でも大丈夫、私はわかってるから。心配しなくてもいい。大丈夫だから」と言い続けました。この判断がよかったかどうかわかりません。その場でその男性に注意をすればよかったのかも知れません。でも、佳代さんが離婚を決意して家にもどった時、母親に「恥ずかしい」と言われ、受け入れてもらえなかった思いが母親との確執として残っていることも聞いていたので、この時は傷ついた佳代さんを受け止める方を選びました。

少し落ち着いた佳代さんから、これまで経験した偏見に満ちた周囲の目や言葉を聞きました。私がいつも摂食障害に関する講義をする時、摂食障害の方の体を絵や写真でお見せするのは、臨床アロマセラピストはその状態をしっかり頭に入れ、怖がったり、好奇な目で見たり、偏見をもってほしくないと思うからです。摂食障害に限らず、障害を持つ人々は心が傷つくような偏見の目で見られることが多いことを知っていてください。

主治医に報告してこの事件は終わったのですが、この一件で少しまた佳代さんは強くなっていったのを感じました。

そのままの自分を受け入れる

また以前の病院に戻った佳代さんに、M医師から新しい課題が与えられました。「自分で料理を作って食べる」という作業療法が始まったのです。作ったものは主治医と一緒に食べます。作業療法士が佳代さんのペースに合わせ、ゆっくり指導していきます。長い時間かけて最初にできたのは、体が希望している甘い甘い親子丼でした。「うまくできましたか?」と聞くと、「先生（M先生）なんて『甘～い！　砂糖の量間違えたんじゃない?』って言うの、ひどいでしょ。でもあとで自分で食べたらちょっと甘かった（笑）。それでも先生全部食べてくれたんだよ」と楽しそうに話します。自分で何かできることがある、そしてそれによって人が喜んでくれたという経験が、やればできるという自信につながっていきました。その後、「母親が買ってくる牛乳をどんどん飲んで体重がぐんぐん上がってきたよ」と話してくれ、施術前のコンサルテーションの中で、自分から「食べる」「体重」といったことを話題にできるようになったことは大きな変化だと感じました。また「ぴゅろっ」という吐きぐせは相変わらずですが、食欲を出す方法も自分で編み出しました。固形物はなかなか胃に入らないけれど、何かを飲むとそのあと入りやすいことがわかったのだそうです。これに最適なのがスポーツ飲料のようで、200㎖を一気に飲むとそのあと食欲が出てくるというのです。ある人はコーラ、ある人はアイスコーヒーと飲み物の種類はバラバラですが、この方法はほかの拒食症の患者さんからもよく聞いています。

心の整理も少しずつできるようになってきました。厳しい母親に甘えられなかった子供のころ、しっかりしなさいと言われ、いつも頑張ってきたのに、人生で一番傷ついた時にも甘えられず、それでも頑張らなきゃならなかったと振り返り、「食べなかったのは母親に見せつけながら死んでいきたかったからなのかもしれない」と話しました。

それは母親に愛してほしいというメッセージの裏返しです。佳代さんはその思いに気がついて、私という臨時の母親から本当の母親のもとに帰っていきました。母親も退院した佳代さんとの距離を埋めようと努力を始められました。

退院してからは、お母さんの内職を手伝い、お金を貯めてはケアルームにやってきました。バスの中で気分が悪くなったりしたこともありましたが、徐々に普通の社会生活に戻っていっているのを感じました。「この間、タクシーに乗ったら『ずいぶんよくなって、よかったね。心配してたよ！』って運転手さんが言うの。具合が悪いころしょっちゅうタクシーに乗って病院に行ってたから、どうもその時の運転手さんだったみたい。あー、こんなところにも私なんかを心配してくれている人がいたなんて、すごくうれしかった。私ね、今まだ筋肉に力がなくてうまく歩けないけど、病気になる前の自分より今のかっこ悪い自分の方がずっと好き」とのこと。「どうしてそう思うの？」と尋ねると、「優しくなった気がするから」とにんまりと笑います。

癒しの構造について

佳代さんは最後の受診時に「アロマセラピーはどんな存在だった？」と医師に尋ねられ、「私にとってアロマは癒しだった。毎回溶けそうなくらい気持ちがよかった。アロマがなかったら私は治療を乗り越えることはできなかった」と答えています。佳代さんにとってもアロマセラピーや私の存在は休息とエンパワーメントを得られるものとなったようです。

では佳代さんのいう「癒し」とは何でしょうか。

広辞苑によれば、「怒りや恨みを晴らして気持ちがおさまり心の悩みや悲しみが解消する」「病気や傷が治る」という意味が書かれています。佳代さんの場合は前者の意味で使っていたと思います。

英語でも見てみましょう。Heal（癒し）という言葉はholes（全体）というラテン語を語源とし、同じ語源を持つものとして、holistic（全人的）、holy（神聖な）があります。healに状態を表すthがつくと、health＝健康ということになります。つまり健康は「癒された状態」をいうのです。癒されたという思いが佳代さんの体を変えていったのかもしれません。「癒す」というのは「心のしこりがとれて、病気が身体から抜かれること」[15]と森田氏は言っています。また、滝野氏は「癒し」は「結び」「与え」「ほぐし」「放つ」と捉え、誕生や創造と深く関わっていると考えています[15]。

佳代さんはこうしたプロセスをアロマセラピーによって経験できたと考えられます。

形而上学的「癒し」の構造

レベル1：　慰安・生き方の模索
　　　　　安らぎと慰め　触れあい
　　　　香り、色、絵、音楽、本

レベル2：痛みからの開放
　身体的苦痛、不安、喪失感を軽減　愛の自覚
　患者の生活や環境を整え、専門的な配慮をする
レベル3：自己受容・自己成長
　精神的苦痛、苦悩を受け止め、あるがままの自己を受け入れる
　相互作用の深まり　傾聴やタッチング
レベル4：全体性の獲得
　自己表現、魂の救済の自覚
　相互作用のさらなる深まり　患者と看護師との深い絆　感謝の心
レベル5：自己超越
　生かされていることへの感謝　心身一如の感情の調和
　他者を助けたいという新しい目標
　患者も看護師も癒し、癒される相補作用　自分に対しても他者に対しても尊敬と尊厳の念を持って接し、さらに発展していく

『看護における癒し』（金芳堂）より　森田敏子著

しかし、癒しにはいろいろな段階があり、クライアントの状態によってどのレベルの癒しが必要か違ってきます。前ページの表は看護師と患者の関わりの中で、分かりやすく癒しのレベルを段階的に5つに分けたものです。

アロマセラピーのいちばんの特徴である香りは癒しのレベル1にあります。他には音や光など五感からの癒しがそれにあたります。こうしたリラックスする環境づくりは癒しの第一歩になります。これは香り自体が放つ癒しの力を使います。

癒しのレベル2は痛みなど苦しめるものからの解放です。痛みを強く訴えていた裕美子さんの場合がそれにあたると思います。ここからは他者との関わりが必要になってきます。

癒しのレベル3では傾聴やタッチが重要な手段になってきます。パニック発作で苦しんでいた小百合さんの場合も、傾聴なくしてケアは不可能でした。この時、話を聴く私の存在自体も癒しの一つの手段になっていきます。

癒しのレベル4では、ケアされる者とケアする者の深いつながりが生まれ、出会ったことへの感謝や家族や友人への感謝、あるいは生まれたことや病いに対しても感謝が生まれることもあります。

そして癒しのレベル5では、言葉を超え、身体を超え、深いところでつながりあい、お互いの尊厳の念を持って接するようになります。

アロマセラピーは、人のmind（心）・body（体）・spirit（魂）のすべてにアプローチできる療法ということはこれまでにもお話ししてきましたが、佳代さんには痩せた体に対してだけではなく、傷ついた心に対しても、また、魂レベルでの癒しも必要であると感じました。香りやタッチを通して、佳代さんの身体という物体を超えた「彼女自身」と結びつくような、つまりレベル4や5といった高いレベルの癒しが必要だったのです。

こうした高次な癒しのためには、よい香りや心のこもったタッチだけでいいのでしょうか。もう一つ大事なことは、それを使うアロマセラピスト自身の存在が重要になるということです。アロマセラピストの声も言葉も表情も態度も行動も考え方も思いも言語的、非言語的なコミュニケーションのすべてが強くクライアントに影響を及ぼします。香りやタッチそしてアロマセラピスト自身が持っているものすべてが統合され、より高次な相互作用が生まれるのです。パターン化されたセリフやマッサージの提供、あるいは一方通行の関わり方では何も生まれません。香りやタッチに命を吹き込むことができるのはアロマセラピスト自身なのです。

自分を信じること

今、佳代さんは仕事をもって、充実した人生を送っています。頑張り屋さんなので一生懸命やりすぎてまた再発するのでは……と一時期は心配していましたが、そんな心配はいらなかったようです。日常のストレスをうまくコントロールし、今の自分を「生まれ変わった自分」と表現して、「病気になっている暇はない！」と忙しくしています。

佳代さんとアロマセラピーを通して関わった1年間、指導医、主治医と私は本当によく話し合いました。決してドラマのように順調に治療が進んでいったわけではなく、状態はあがったり、下がったりとても激しく、ここには書ききれないほどのエピソードと、治療者あるいはケアする者の苦悩がありました。ただ、もちろん尊い命に「あきらめる」ということはあり得ません。体重が限界まで低下し、ベッドから起き上がることもできない状態の時でも、たこ焼きの皮しか食べない時でも、無意識に管を抜いてしまった時でも佳代さんに対して不思議に「必ず立ち直れる時がくる」という根拠のない確信を全員が持っていたのです。

それは、逆に佳代さんはいろいろな試練を私たちに与えながら、私たちを強くしてくれたのかもしれません。佳代さんが「生きるんだ」という強い気持ちを持った時、その回復の早さは目を見張るものがありました。臨床アロマセラピストは、患者さんが心や身体に治癒力を持っているということを最後まで信じきれる強さを持たなければならない――そのことを、佳代さんは教えてくれた気がします。

患者さんとの関わり④　～婦人科・不妊症～

私は31歳で、仕事にピリオドを打ち結婚をしました。そして翌年に子どもが授かり、今その子は元気に学校に通っています……となるはずだったのですが、私の人生のシナリオは全く違うものになってしまいました。

結婚と妊娠、それはセットのように思っていました。誰でも望めば子どもができると思っていた私は、医師から「不妊」という現実を突きつけられた時、自分の頭の中が全部吸い取られたかのように、ただ呆然と待合室のベンチに座りながら、明るい庭を見ていました。診察前にも見ていた風景なのに、木も光も全く違う色を発していて、別世界に来たような感覚に襲われました。何も考えられず、何も聞こえず、そのあとどうやって家まで帰ったのか今でも思い出せません。

不妊症の女性はがん患者さんと同じぐらい喪失感を感じるといいます。「あなた自身の命がなくなる訳じゃないんだから」と思うかもしれませんが、母になることを望む女性にとって、「自分のわが子をこの手に抱くことができない」という事実は、自分の存在価値さえも失わさせてしまうほどの強い衝撃を与えるものなのです。

私は好きなことを仕事にし、好きな勉強を続け、たくさんの人に助けられながら幸せだと思える毎日を送っていますが、たった一つかなわなかった母になる夢だけは今でも心の中に引っかかっていて、これは一生消えることのない悲しみとなっています。

現在、産婦人科でのアロマセラピーはとても盛んで、妊娠ライフを少しでも快適に、母子ともに健やかに過ごすのにアロマセラピーは有効に作用すると学会でも報告されています。

ただ一方で、子どもができないことで性格まで変わってしまうほど嘆き苦しみ、そのために夫婦の危機に見舞われたり、あるいは不妊治療を受け心身ともにぎりぎりでがんばっている女性がいることも事実であり、同じ経験をした私はそういう不妊症で苦しむ女性のために力になりたいと以前から思っていました。

女性としての苦しみを抱えた孝子さんとの関わりをご紹介しましょう。

女性の体に負担のかかる不妊治療

妊娠を望む夫婦が2年を経過しても妊娠しない場合は「不妊症」と定義されます。妊娠を望んでいない場合や、望んでいても病院にかからなければ、「不妊症」という名前が付くことはありません。そういう意味では特殊なものです。

不妊治療外来に訪れるカップルは全体の15％と言われていますが、年々増加しています。原因も一つではなく、女性の場合は子宮内膜症や習慣性流産、不育症、着床障害、排卵障害・卵管障害・子宮障害などですが、最近は男性の造精障害や機能不全などが原因となっている場合も多くなっているようで、不妊症は女性の問題ではなく、カップルの問題と捉えることが正しいと思われます。さまざまな社会環境やストレスにより、原因を特定できない「原因不明の不妊」の割合も意外に多く、この場合は心理的な問題の解決も必要となってきています[16]。

治療技術は年々向上していますが、治療を受ければ誰でも成功するというものではありません。しかも費用も1回数十万円以上が必要となります。従って回数を重ねることにより、また治療法によっては高額なものとなります。もちろん助成金はありますが、それらには回数や金額に限りがあり、挑戦が続けば経済的負担は避けられない問題となります。

それに治療はどうしても女性の体に大きな負担がかかります。また、残念ながら治療すれば必ずできるという保証はないのが現状です。「妊娠」というよい結果に出会えればそれまでの過程は何でもなく思えるのでしょうが、それまでは迷い、焦燥、不安にかられ孤独な戦いを強いられてしまうのです。

次の孝子さんのケースを読んでいただければ、母になる挑戦が続く限り、あるいは違う人生を選択する決心をするまで、心身のサポートをする必要があり、アロマセラピーがそれに対して何らかの役に立つ可能性があることを分かっていただけると思います。

子供ができないというストレス

孝子さんは、結婚して3年目を迎えても子どもに恵まれず、義母から「あなたも年なんだから、そろそろ産んどかないとね。できないんなら早めに病院で調べた方がいいんじゃないの?」と言われ、しぶしぶ検査をしましたが、どこにも異常は見つからず、タイミングをはかる方法で妊娠を待ちました。しかし、妊娠の兆候は見られずさらに1年が経過していきました。

その頃から、体に湿疹ができたり、便秘がちになったりと体調が思わしくなくなり、とうとうきれいなカーブを描けていた基礎体温表までが乱れはじめたのです。心配になった孝子さんは医師に相談したところ、「少しストレスがたまっているかもしれないから、アロマセラピーにでも行ったらどう?」と促され、私のところに紹介されました。

初めて会ったのは2年前、孝子さんは34歳でした。スタイルがよく、目鼻立ちのはっきりした美しい人でしたが、このときの孝子さんは顔がむくみ、首に発疹が出ていました。

孝子さんは専業主婦でしたが、今は治療代を稼ぐため、治療日以外は近所のクリーニング屋で働いています。どうしても治療に合わせて仕事を休まなければならないため、事情を理解してくれている近所のこの店で勤めているということでした。

原因は特定されなかったとはいえ、器質的にも機能的にも異常がなかったことで孝子さんは「まあ、そのうちできるだろう」と楽天的に考えていたそうです。ところが1年たっても兆候は見られませんし、後から結婚した友人や後輩に子どもができ、その写真を見せられるたびに落ち込み、義母から電話で「いい健康食品があった」「お守りをもらってきてあげたわよ」「子どもができないのは家相が悪いからかもしれないから引っ越ししたら」と言われるたびに、親切で言ってくれているのだからと我慢していましたが、だんだんイライラするようになり、今は誰からかかってきてもほとんど電話に出ないようにしていると言います。

これでは、ストレスがたまるのも無理はありません。特に不妊症の患者さんにとって、身近で聞かれる妊娠したというニュースがどれほど胸に痛いかわかりません。友人なんだから喜んであげなきゃと思う反面、「何で私だけ」と、悲しみや恨みでいっぱいになります。

私の場合も、義妹の子どもを自分から抱くことはできませんでした。「抱いてあげて」と子どもを渡す義母からかろうじて子どもを受け取りましたが、抱えた私の手に全く力が入らず、落としてしまいそうですぐ義妹に返したのを覚えています。何が原因で悲しみや怒りのスイッチが入るかは自分でもわかりませんでしたが、とにかくすべてのものが嫌に思えることが多かった……そういう精神状態でした。妊娠もしていないのにお乳が出たこともあったので、心身のコントロールを失った異常な状態だったのだと思います。孝子さんの義母の言葉も心配してのことだったのでしょうが、とにかくいらだっている状態ですから、すべて悪い方にとってしまうのも無理はありません。

私はコンサルテーションの内容から、孝子さんが日常の生活から少し離れ、自分の心と身体を自由にする時間をつくることを短期の目標にしました。ホホバオイル15㎖にセントジョーンズワートオイル5㎖を加えたものをベースオイルにし、鎮静作用、抗炎症性作用、ホルモンバランス作用をもつゼラニウム2滴、シダーウッド2滴、ラベンダー3滴、ベルガモットミント1滴をブレンドし、2％のマッサージオイルをつくり、湿疹がでていたので上腕内側でパッチテストをしました。即時の反応は出なかったので、それを孝子さんにも確認してもらい、60分の全身マッサージを行いました。

母体とこころのつながり

不妊症の患者さんがアロマセラピーを望む時、多くは「子どもができるため」にアロマセラピーが何らかの効果をもたらすのではないかと期待を持たれます。もちろん、植物ホルモンを持った精油もあり、ホルモンバランスを整える効果が期待できるものもありますが、人間の生理的システムである精神神経免疫学的な視点で考える必要もあります。

大脳辺縁系には神経ペプチドという情報を伝達する物質が多く存在しています。これが感情を感じ取って身体の調整をしていると言われています。マイナスの感情がこの神経ペプチドに蓄積されると、私たち人間に備わっている自律神経・免疫・ホルモン（内分泌）の大きな3つの生きるための大切なシステムは障害を起こしてしまいます。以前はこの3つには関係性はなく、独立して働いていると考えられてきましたが、今ではお互いにリンクして働いていることが分かり、どこが障害を受けても全システムに異常をきたしてしまうといわれています。

そしてこのマイナスの感情を持つことこそ「ストレス」といわれるものです。実際にはストレスには「ディスストレス（悪いストレス）」と「ユーストレス（良いストレス）」の2つがあります。たとえば、アロマセラピストになりたい！と決心し、一生懸命勉強しているときは自分の夢に向かってがんばっているときのストレスなので「ユーストレス」といい、これらは心地よい緊張感や生き甲斐となることもあります。このように、達成できる目標の時やそのプロセスが評価されれば体に悪い影響を及ぼすことはありませんが、大きな悲しみを感じた時や嫌なことを強いられたり、出口のないがんばりを強いられる場合は「ディスストレス」となって、心や体を疲弊させていきます。わが子を持ちたいという自然な欲求が満たされない、見通しの立たない不妊治療を続けなければならない、自尊感情の喪失、社会からの孤立感などの悩みを抱えている孝子さんは、まさしく「ディスストレス」を感じている状態で、それが湿疹や便秘、女性ホルモンの乱れという身体症状として現れてきていたと思われます。

「体外受精と顕微受精における不安の影響」を調べた結果があります。これによると、不妊治療の過程で不安が強くある群の方がない群に比べて、受精卵の成長が悪く、また妊娠する確率も低いことがわかりました。この論文の考察には「体外受精、顕微受精の治療前後に不安を軽減させる機会を増やし、不安を持たないように介入していく方法が必要だ」と締めくくられています[17]。

不妊症は不安だけでなく、焦り、恨み、嫉み、悲しみなどマイナスの心理状態に陥りやすく、また時にそれらが身体症状となって現れることはよくあります。通常の病気とは違い、身体的に問題のない人が多いので、こうした心身の症状の出現を無視してがむしゃらに不妊治療に集中してしまいがちですが、こういった症状の出現はクライアントの心身のSOSですから、臨床アロマセラピストはそれらを見逃がさないようしっかりコンサルテーションをしていきます。妊娠という本来の目標のためにも、母体が「安心」や「安全」を感じている状態でなければなければならないことをしっかり説明し、その状態を作ることがアロマセラピーの目的であることを伝えます。不妊症治療の過程では、女性が健やかに治療を進めていくことができるよう、母体の心身のサポートをしていくことが私たち臨床アロマセラピストの役割になります。

女性であることがつらい

その後、孝子さんは定期的に施術を受け、少しずつ気持ちも落ち着き、笑顔も現れるようになりました。湿疹も治まり、体調もとてもいいとのことです。しかし、人工受精を行ったものの妊娠には恵まれず、孝子さんの年齢が比較的高いことから、夫と相談し治療をもう一歩進めていくことになりました。体外受精や顕微受精のような高次生殖医療を受ける場合、治療費は実費で経済的負担も大きくなるので、アロマの施術は治療の前日だけ行うことにしました。

そんなある日、当日予約で孝子さんが来られました。ケアルームに入ってくるなり、椅子の背もたれに首を乗せ、天井に顔を向けながら目を閉じています。次第に眼から涙があふれ、嗚咽となって大声で鳴き始めました。治療がうまくいかなかったということはすぐ分かりましたので、私は背中をさすり、泣きやむまでそばにいることにしました。

泣きやむまでそれほど時間はかかりませんでしたが、孝子さんの今までになく、激しく泣くその姿を見ていると、押し殺してきたすべての感情が出てきたように感じました。

「すいません、取り乱してしまって」。申し訳なさそうに言う孝子さんでしたが、「今まで我慢しすぎていたんですよ。もういいんですよ」と言うと、堰を切ったように話し始めました。夫のこと、義母のこと、なにより自分が女であることがつらいということ。

女に生まれたからには、子どもを産まなければ価値がない女になってしまう。周りを見て「何でこんな性格の悪い人にも子どもができるの？」と思ってしまう。実親に孫の顔を見せてあげられない。女にさえ生まれてこなければ、結婚なんてしなければよかった。自分の生きている意味はどこにあるのかわからない……鼻をすすりながら、どんどん出てきます。「すぐに家には帰れない」という言葉からも、義母にはもちろん、夫にもこういう本当の気持ちをはき出すことができなかったのでしょう。

私は1滴のローズ・オットーと1滴のゼラニウムをホホバオイル20㎖に入れ、エフルラージュという幸福感や安心感を感じやすい手技を中心に全身をマッサージしました。これまでとは違い、より心理的サポートとしての介入が必要でした。特に心理的ショックを受けている今は、精油の濃度を下げ、女性としての自信を取り戻してもらおうとこの精油を選択しました。

精神的に安定するまで、少し治療を待つことにした孝子さんは、またしばらくアロマに通うことになりました。そのあいだ孝子さんは夫との関係を見つめ直すことになりました。夫は仕事で帰りが遅く、休日もその疲れでごろごろしているそうです。孝子さんは治療や今後のことを夫に話していますが、あまり真剣に捉えてはおらず「できなきゃできないで」という考えのようで、不妊の勉強会などにも孝子さん一人で行っていました。義母からは相変わらず「何がいけないんだろうね」と突っつかれることが多く、それに対しての夫のサポートはないことがつらいのだそうです。これは孝子さんの場合ばかりだけでなく、不妊のストレスは女性の側において男性より高いといわれています。実際、治療期間にうつ状態になるのも女性が圧倒的に多いのです。また不妊の原因が女性にあるときには女性が悩むことになるのですが、男性に原因がある時も悩みの大きさは男女に差はないというデータもあります。どちらにしても女性が抱える負担は想像を超えるほどのものなのです。

夫の改心

アロママッサージを続けていくと、体調ももどり、精神的にも安定が見られるようになりました。そこで孝子さんは、思い切って病院で行われている体外受精教室に夫を連れて行くことを決心しました。腰が重かった夫も「行ってくれなきゃ、離婚する！」というなかば脅迫のような言葉に渋々同行することを約束したのです。孝子さん曰く「一か八か」だったそうです。教室に参加した夫は、パートナーとして治療についてもっと真剣に考えなければいけないと思い直したようです。でも夫がハッとしたのは、自分がついて行ったことで孝子さんがとてもうれしそうだったということでした。不妊症になってから孝子さんは家でも沈んでいることが多く、夫としてはそんな妻をうっとうしく思うこともあったようで、それが自分がついてきただけでこんなにうれしそうな顔をしているのを見たら、今まで放っておいた孝子さんに「悪かったな」と反省したのだそうです。

それから孝子さんの診察にはできるだけ夫がついてくるようになりました。妻の診察の間、夫がアロママッサージを受けに来ることもあります。小部屋で機械的に精子を採取しなければならないこともあり、夫にも精神的負担がかかっています。人工的にホルモン分泌時期を変えるため妻の精神的アップダウンも通常より激しくなり、それをなだめつつ2人で乗り切っていくわけで、夫は夫で大変なのです。夫の心身のサポートも同時に行う必要を強く感じました。

不妊治療の間は夫婦の力が試される時でもあるので、夫婦間の問題がクローズアップされることがよくあります。それ以外にも性生活の問題、女性の過去の流産や堕胎の経験にふれることもあるので、コンサルテーションは必ずプライバシーが守れる声の漏れない部屋で行い、カルテなどの保管に気をつけなければなりません。また、患者さん同士が友人関係であっても治療結果の情報などは絶対に漏らしてはいけません。

そして、どんなことが起ころうとも夫婦の問題を私たちが解決するわけではないことを自覚していてください。あくまで、クライアントの心身を健全に保ち、問題に立ち向かう勇気とエネルギーをもってもらうことが、私たち臨床アロマセラピストの役目であることを忘れてはならないのです。

今、孝子さんのアロマはお休みです。3回目の治療で着床し、赤ちゃんの心拍の確認ができる12週を待っているのです。心拍の確認ができ、医師の許可が得られたら16週くらいから精油を入れず、ベースオイルだけでの軽い部分マッサージを開始することになっています。妊娠出産は実に神秘的なもので、これから出産まで何が起こるかわかりません。その時々で、身体的サポートに重点を置くか心理的サポートに重点を置くかは変わってきますが、それを見極めながら、孝子さんが無事に母になれるようサポートを続けていこうと思っています。

学会でお会いしたある医師から、「不妊治療に対して、自然の摂理に反した行為と言われることもあるが、すべての罪をかぶって僕は患者さんの望みを叶えたいと思う。僕は死んでからあの世で罰を受ける覚悟だ」というお話を聞いた時、私も同じ覚悟をしようと思いました。体外受精や顕微受精で生まれた子どもは8万人を超えています。今後も増えていくと思われます。母親になることだけが人生ではないと思いますので、産まない選択をすることも尊重したいと思います。ただ、女性がわが子を産みたいという気持ちは簡単にあきらめきれるものではありません。クライアントが望む限り、私は今後も不妊で苦しむ女性のサポートを続けようと思います。そして、今後は問題になっている「産後のうつ」や「病児を持つ母親の育児ストレスのケア」などに対してもアプローチしていきたいと考えています。

母親になろうと苦しみ悩んだことは、きっと人としての学びであり、大切な経験だったとあとで思えると思います。がんばれ女性たち！　がんばれお母さん！

患者さんとの関わり⑤ ～緩和ケア科・がん～

現在、緩和ケア病棟に2週間に一度、ボランティアに行っています。２００2年の学校設立当初は卒業生の有志4名ほどで行っていましたが、有り難いことに患者さんからの評価が高く、その必要性が認められ、現在は卒業生のインターン実習先として3つの緩和ケア病棟を回っています。

当校のインターン実習では、アロマセラピストが新人の場合は先輩アロマセラピストが同行し、まず新人アロマセラピストは家族の方のケアを担当します。何回か同行して、今度は先輩アロマセラピストの監督のもとで患者さんのアロママッサージを行います。その後、その接し方やマッサージの仕方、精油の選び方や濃度などひとりで考えることができるようになったところで、ひとりで病室を尋ねることになります。緩和ケアの病棟では、なるべく同じアロマセラピストが最期まで同じ患者さんを担当します。これは、短い期間の関わりになるので、ラポール（信頼性）をなるべく早く確立させ、緊張感をとり、安心した状態でアロママッサージを続けられるようにするためです。また、患者さんの心身の状態の変化が短い周期で起こるので、その変化に合わせて患者さんとの関わり方やアロママッサージの仕方、あるいは精油の使い方も変えていくことになります。そのためにはできるだけ同じセラピストが担当し、その変化に気づいていくことが必要になります。セラピストが変わる時は、前任者のカルテを確認してから病室に向かいます。

緩和ケアの定義とホリスティックアロマセラピーの定義

緩和ケアのイメージはどんなものでしょうか。患者さんたちは、元気にカラオケを楽しんでいる方、静かにお祈りをされている方、ただ天井を見つめボーっとしている方、糸と針を持って鞠を作り続けている方、友人に手紙を書き続ける方、次々と来られる家族や親戚と楽しく談笑している方、意識の薄れる中誰かを呼んでいる方……その最期の時間の過ごし方は実にさまざまです。緩和ケアの生活は、これまでの人生の続きであって、特別に切り取られたものではないことがよく分かります。命がつきるまでその人生は続くのです。ただ、身体がその限界に近づくに従い、痛みや倦怠感、掻痒感、呼吸困難などが現れ、「死ぬ」ということを、まだ明日を生きられる可能性がある私たちより、よりリアルに感じなければならず、そのため痛みを乗り越えてもその先に報われることがなければ、痛みの意味が見いだせず苦しんだり、死への恐怖に怯え、気持ちの落ち込みや混乱が見られることもあります。

１９８９年ＷＨＯ（世界保健機関）によると、「緩和ケアとは、治癒を目的とした治療に反応しなくなった患者に対する積極的で全人的なケアであり、痛みや他の症状のコントロール、精神的、社会的、霊的な問題のケアを優先する。緩和ケアの目標は、患者と家族のＱＯＬを高めることである。緩和ケアは疾患の初期段階においても、がんの治療の過程においても適用される」と定義されています。

一方、ホリスティックアロマセラピーも、症状ではなく患者自身を全人的にとらえ、症状緩和やＱＯＬを向上することを目的に、「香り」「成分」「タッチ」を組み合わせ、心（mind）・身体（body）・霊性（spirit）にアプローチするトータルなケアを行うことなので、ホリスティックアロマセラピーが、緩和ケアの中で求められる確かな役割があるものと感じています。ですから私たち臨床アロマセラピストは「生きている時間」を少しでも幸福感の多いものとするために、身体の痛み、心の痛み、魂の痛みを和らげることを目的に、その知識と技術と経験を結集していきます。

それでは、何人かの患者さんとの出会いと別れをご紹介しながら、緩和ケアにおけるアロマセラピーの役割を考えてみたいと思います。

良子さんの場合

病棟の一番奥の部屋は、いつも新しい空気が部屋に注ぎ込まれ、明るい雰囲気が漂う、私たちにはとても入りやすい部屋の一つでした。

80歳を少し過ぎた良子さんは、胃がんのため少し痩せてはいましたが、病気とは思えないほどよく笑い、よくお話しされるパワーのある方でした。下肢と上肢のアロママッサージを希望され、施術中もずっと思い出話をしてくださいます。生まれたときの話、小さな頃の田舎の様子、女学生時代の恋の話、戦後の混乱、結婚秘話、ひとり息子の話など。こういう患者さんの語りは、ライフレヴュー（人生の振り返り）といってとても大切なものですので、私たちは関心をもって聴きます。

良子さんのお話は思い出話ばかりでなく、最近のニュースや芸能ネタまでと話の幅はとても広く、いつも笑っているうちに時間が過ぎていきました。そして、アロママッサージを終えると決まってお菓子をくださいます。良子さんはとてもお菓子が好きなようで、いつも棚の中には飴やおせんべいがいっぱい詰まっていて、施術が終わるとその棚からいろいろな味の飴玉を2つ、おせんべいを1枚、懐紙に乗せ、「ありがとうね。これでも食べてがんばってね」とにっこり笑って手渡してくださるのです。

そんな良子さんですが、一方では、何かあってもなくても頻繁にナースコールを押す、看護師さんには少々厄介な患者さんでもありました。看護師さんが来るたびにやはりお菓子をあげていたのでしょう、看護師の休憩所には食べきれないほどの飴やおせんべいがありました。

何度か施術をした後、「良子さんはお菓子がお好きですね」と聞いてみました。すると、「そんなに好きじゃないけど」と意外な答えが返ってきたのです。「こんなにたくさん！　私たちのためですか？」と聞くと「それもあるけれど、夜食べなきゃいけないねん」「夜？」と聞き直しました。「夜が嫌いやねん。夜暗くなると誰かが私を連れに来るような気がするから。誰もいない時は飴とかせんべいをバリバリ音を立てて食べるようにしてる。そうすると追っ払えるからな」というのです。

実際に音を立てるだけで、お菓子はほとんど食べてはおらず、これは良子さんの暗闇の中でひとり死の恐怖に怯えるその状況を打破するための大切な手段だったのだと思われます。昼間、看護師さんを呼ぶのも、私たちのアロママッサージを毎回希望するのも誰かと一緒にいることでその不安を取り除こうとしていたのだと思いました。

すぐに担当の看護師に報告したところ、看護師は夜間に良子さんの病室を尋ねる回数を増やし、離れて暮らす息子さんに見舞いをお願いすることを決めました。私はできるだけ不安を取り除くような精油に変え、時間帯をなるべく遅くして眠りやすくすることにしました。

息子さんが仕事を少し休んで付き添いを始めたこともあり、良子さんのナースコールは少しずつ減っていきました。

私を忘れないで

でもそれは、状態が悪くなったことも理由でした。良子さんは食事がほとんどとれない状態になっていました。2週間に一度の訪問ですから、その日は最後のアロママッサージになるだろうと覚悟して入室しました。部屋に入ると、良子さんの息はずいぶん荒くなっていて、目を閉じたり開いたりしている状態でした。すぐそばに行き、手を握りました。すると良子さんの「ああ、来てくれたん。ありがとう。手（マッサージ）やって」とかすれた声が聞こえてきました。私は良子さんが好きだったオレンジ2滴とゼラニウム1滴を10㎖のホホバオイルにブレンドし、手のマッサージを始めました。「私ね、もう死ぬのは怖くないわ」と小さな声が聞こえてきました。「もう怖くないんですね」と言うと、良子さんはこっくり頷いて目を閉じられました。意外な言葉でした。良子さんには宗教があり、普段から「私は信じるものがあるから、死ぬことなんて怖いと思ったことがない」といつも祈りながら話してくださっていたからです。ひとつの宗教を持っている方は、そうでない方と比べて死に対する恐怖が少ないと言われることもありますが、すべての人に当てはまるわけではありません。良子さんは祈ることによって支えられてきたのは確かですが、本心は死が怖くて仕方なかったのかもしれません。しかしそれは人間としては当たり前のことだと思います。改めて、緩和ケアにおけるスピリチュアルケアの必要性を感じました。

そして左手が終わり、右手ももう終わりに近づいた時、良子さんは思いがけない行動をとられました。ものすごい力で私の手首をつかんで、ぐっと自分の方に引きつけたのです。そして私の目を見て、「私を憶えてて……忘れんとってね、忘れんとってね」と言い、静かに涙を流されたのです。

私はすぐに良子さんの両手を取り、「忘れません。ずっと憶えていますよ」と言うと、良子さんは安心したようにまた目を閉じました。それから数日後、良子さんは息子さんに看取られ、永眠されました。

良子さんの「憶えてて……」という言葉と、その時の真剣な眼差しが今も脳裏に焼き付いています。良子さんにとって一番怖かったのは、忘れ去られることだったのかもしれません。人一倍寂しがり屋だった良子さんは、人と一緒にいるのが好きでした。息子さんが独立してからは、ずっとひとりで生きてきたそうです。入院する前は朝起きると、足を引っかけて転んで3日間誰にも発見されず、餓死して見つかるという自分の姿を想像していたそうで、入院することが決まった時、「もうひとりじゃないととてもうれしかった。だから病気に感謝している」とまで思ったそうです。時には鬱陶しがられることもありましたが、それほど良子さんは人が恋しかったのです。自分が無理を言っていることも十分知っていたからこそ、飴やおせんべいをお礼にくださっていたのだと思います。

アロマセラピストは最後の残された時間の中で、タッチや香りの特性によって、深いレベルで患者さんと関わりを持つことができます。

そのため、患者さんの孤独感や恐怖心に強く共感することになります。ですから、時には患者さんが最後に何を思い、何を望んでいるかといった気持ちの代弁者になることもありますし、患者さんのライフレヴューの聞き届け役になることもあります。私たちに与えられる時間は決して長くはありませんが、少しでも心や魂の痛みが和らぐならば、私は少しの時間でも寄り添い、癒し続けたいと思います。

ただ単にマッサージや香りの提供をするというだけでなく、アロマセラピストとして必ず寄り添う気持ちを持っていてください。自分の大切な家族のように温かく。

孝雄さんの場合

緩和ケアではいろいろな最期に立ち会うことになります。すべて穏やかに死を迎えられる人ばかりではありません。孝雄さんのケースがそうでした。

孝雄さんは50歳、外資系企業の常務です。担当の看護師から、「癌（胃）で衰弱してしまった身体が、思うように動かないのがもどかしいようで、いらだっているようなの」と相談がありました。その話しぶりから、かなりコミュニケーションをとることが難しい――はっきり言えば気むずかしい人のようです。しかし、彼の命はそれほど長くはないことも聞かされたので、少しの時間も無駄にするわけにはいきません。

まずは会いに行こうと思い、部屋をノックしました。窓際で風に当たりながらイスに腰掛けていた孝雄さんは、くるっとこっちを見ました。痩せて衰えたからだはガウンの上からでもよく分かりました。「何？」という眼鏡の奥の瞳は鋭く、神経質そうで、正直「手強いかも……」と思いました。「アロマセラピーのマッサージをさせていただこうかと……」「あそう。どうぞ」と言ったまま、また窓の外を見つめます。「ご存じですか？　アロマセラピー」「向こう（海外）にいる時に名前だけは」と横を向いたままで、青白い顔の眉間に皺を寄せています。夫人が気を使って明るく「どんなことをするの？」と声をかけてきましたが、孝雄さんは、「おまえはいい！」と制してしまいました。看護師の言うとおり、彼に強い怒りがあることを感じました。サイドテーブルに何気なく置いてある取引先から送られてきたＦＡＸには、赤線が引いてあり、まだやり残したことがたくさんあって心が整理できないこともよく分かりました。その時私が手に取ったのはペパーミントでした。怒りを鎮め、少しでも良い状態で最後までやりたいことができるようにお手伝いしたいと思ったからです。

ホホバオイル15㎖にペパーミント1滴、ベルガモット2滴、ユーカリラジアタ2滴をブレンドし、脚からのマッサージに入りました。しばらくすると、孝雄さんの腕が椅子からダラッと落ち、それに自分でびっくりして起き上がりました。「寝てた……」と小さくつぶやき、また静かに目を閉じられました。両脚・両腕が終わると眉間の皺はすっかりとれており、「気分はいかがですか？」と尋ねると、「うん、思ったより気持ちがいい」とのこと。孝雄さんらしい感想です。でも口元にうっすら浮かべた微笑みを見た時、何となくお互いの気持ちが通じたような気がしました。

本当の痛み

孝雄さんの体力ではこれが限界の時間だと感じたので、施術を終わらせようと考えていたところ、「立ちたい」と夫人に支えるように促しました。トイレかと思ったら、「背中……して……」。そして、ベッドの白い手すりに掴まり、私に背中を向けて立たれました。「分かりました。背中ですね。痛みますか？」と尋ねると、「ずっと痛かった。（マッサージ）して欲しかった」とはっきりと言われました。鎮痛効果としてもペパーミントは優秀な精油ですので、残ったオイルに筋肉を温めるマージョラムを加え、背中のマッサージを開始しました。その細い腰には確かに凝りがあり、それが苛立ちの一因になっていたのかも知れないと感じました。「あーいい気持ちだ。ずっと苦しかった。スッとするね」。椅子に腰掛けたあとも「今日はいい気分だ」とまたにっこり笑われました。また会うことを約束し、部屋を離れようとすると、「ちょっと……名前は？」「……相原です」「ふん、覚えておくよ」。それが最後に聞いた孝雄さんの言葉になってしまいました。後日、夫人にお会いした時、「入院してあの日が一番主人が優しかった。ありがとう」と私の手を握って泣いておられました。香りとタッチは私と孝雄さんを、言葉を越えて通い合わせてくれたような気がします。孝雄さんが優しさを取り戻す時間が持てたことがささやかな私の仕事になりました。

急に自分の人生が断ち切られてしまう病気の存在。どんなに望んでも、どんなに誓っても時間は止まってくれません。自分で何ともできない運命に押しつぶされそうになれば、悔しさや怒りを持つのは当然です。そんな時、その怒りを医療従事者やアロマセラピストにぶつけることもあります。さっきまでアロママッサージを希望していた方がいざ入室すると「出て行け！何しにきたんや！」と怒鳴ることもあります。アロマセラピストは自分が否定されたような気がして、傷つき落ち込んでしまうこともあると思います。

しかし、それは決して患者さんは私たちに怒っているわけではないことを知っておいてください。痛みや逃れられない不安から、その怒りを発散せざるを得ないだけなのです。その心の奥深くにある苦しみを理解してください。

そして、患者さんに受け入れてもらえたら、身体的、心理的、精神的な痛みを少しでも和らげ、その方らしい日常が送れるよう知識と技術と経験と想像力で力を尽くしましょう。

玲奈さんの場合

今度は、強い痛みを持ちながら最後までがんばった若い玲奈さんのケースです。

玲奈さんは25歳。子宮癌の再発の発見が遅れ、わかった時にはすでに全身に転移していましたが、治療をあきらめたくないと骨転移した膝だけ放射線治療を受けていました。カンファレンスでは、看護師の投げかけには応じても、自分から話すことはほとんどなく、家族も玲奈さんへの対応をどうしたらいいか困っているということでした。特に問題だったのは、においや音に敏感で、アロママッサージの説明を看護師がした際も「においは好きじゃないから」と言っていたというのです。それならと、香りを入れずにオイルマッサージを試みることを医師に提案すると、「それならいいかもしれません。玲奈さんが何かひとりで抱え込んでいるような気がするので、とにかく一度病室を尋ねてもらえませんか」と言われました。一応、精油箱を持って病室を尋ねることにしました。

女性らしい部屋でした。ところどころにキャラクター人形が飾られ、飼い犬の写真が貼られ、枕にはピンクのタオルが巻かれていました。同じくピンクのガーベラが1本、小さな一輪挿しに飾られていました。

テレビはついていましたが、見ている様子もなく、痛い方の膝を立て、ただ天井をぼんやり見つめていました。ベッドの横の椅子には心配そうな母親の姿がありました。「こんにちは」

と声をかけると、ゆっくり顔をこちらに向け、「こんにちは」と小さい声で答えられました。「アロマセラピストの相原と申します。看護師さんから説明があったと思いますが、少しお話ししてもいいですか?」と尋ねると、コクンと頷きました。「本来なら香りを使うのですが、香りは苦手とお聞きしたので……」と言うと、「香水は嫌い」と返ってきました。この答えはよくあります。アロマセラピーをよくご存じでなく、香水のような強い香りを使うと思っている患者さんは意外に多いのです。玲奈さんもそう思っているようでした。そこで、好きな食べ物の話をしてみました。すると果物が好きなことがわかりました。すかさず「果物? たとえばどんな?」と尋ねると、「グレープフルーツ…」という返事。私はすぐに精油箱を引き寄せ、「この中にグレープフルーツの香りもあるんだけど、嗅いでみますか?」と聞いてみると、またコクンと頷かれました。ちょうどおろしたての新鮮な精油だったので、ふたを開けた瞬間、ふぁっと香りが飛び出してきました。「いい匂い!」。そう言ったのはお母さんでした。玲奈さんも、「グレープフルーツや」とつぶやき、少しうれしそうです。(これはいける!)と思い、「こんな香りを使って軽くマッサージするんですけれど、いかがですか?」と聞くと、コクンとまた頷きました。

もうしばらく、身体の状態や楽な体位を聞き、仰向けのまま、グレープフルーツだけで1%希釈のマッサージオイルをつくり、手・腕・腹部(便が出ていないため)・脚・足・そして顔をすることに決めました。

ファーストタッチの時に笑みがこぼれました。「気持ちいい」。その後も笑みを浮かべたままじっとしています。そばで見ていたお母さんが「ここんところ急に黙ってしまって……こんないい顔したのは久しぶり。こういう癒しが大事だったんですね」といとおしそうに玲奈さんを見つめます。「しんどかったの？」と聞くと、またコクンと頷きました。

予定していた部位のアロママッサージは終わりましたが、玲奈さんが希望されるなら、骨転移のため腫れて痛がっている膝にアプローチしようと考えていました。すると玲奈さんの方から「膝さわって」と言ってきました。担当看護師から「やめた方がいいんじゃない。痛いんだから」と心配そうに言われましたが、玲奈さんは「大丈夫だからやってほしい」と首をベッドからあげて担当看護師にお願いしていました。

玲奈さんがアロママッサージや私を受け入れてくれたと思いました。私は、精油には痛みを緩和することが期待できるものを使うこと、痛いと感じたらすぐやめることを担当看護師に約束しました。すると担当看護師はにっこり笑って、「痛かったらすぐ言ってね」と玲奈さんに声をかけ、膝へのアプローチが許可されました。

何もできない

私は、残っているマッサージオイルにグレープフルーツを1滴足し、さらにプチグレインとラベンダーを1滴ずつ足したもので、通常のマッサージの2倍程度量のマッサージオイルを手に取り、よく温めました。次に、立てている膝に近づき、左手で玲奈さんの脚を支えながら、オイルがついた自分の右手を玲奈さんの膝にそっと当てました。玲奈さんを見ると、「温かい…」と言って笑みを浮かべたままでした。ほっとして、「大丈夫?」と聞くとコクンと頷きました。そこで、まず私は右手に力を入れずにゆっくりと時計回りに回していきました。通常、膝のマッサージの場合、膝蓋骨の中を意識して動かしていくのですが、玲奈さんの場合は、一切骨に刺激を与えず、刺激は皮膚の上層部だけにとどめます。こんどは膝関節から大腿部へと手を動かし、その後は足首から膝関節へと動かしました。基本はエフルラージュ(軽擦)ですが、圧はより軽くし、タッチはしっかりと密着させます。最後にもう一度膝にタッチし、ゆっくり回しながら、最後に膝の上でホールディングを15秒ほどして終了しました。もちろんホールディングも圧は一切かけません。

2、3分程度のアプローチでしたが、その間、看護師や母親が心配して、「痛くない?」「大丈夫?」と声をかけましたが、「気持ちいい……」「大丈夫……」「ぜんぜん痛くない……」と答えていました。すべて終了し、私がもう一度ベッドサイドで「どう?」と聞くと、「痛くない。

全然痛くない」とにっこりと笑顔を見せてくれました。玲奈さんのそんな姿を見て、お母さんは「今まで娘が苦しんでいるのに何もできなくて……」と涙を浮かべていました。

お母さんも気丈に振る舞われていましたが、「何にもしてやれない」という無力感で、やはり苦しんでいたんだと思います。私はいつも家族に要望があれば、簡単なマッサージ方法を教えて、ケアに加わってもらうことを勧めています。ベッドに横たわる大切な家族を心配そうに眺めているだけより、積極的にケアに関わり、家族として「最後まで何かしてあげることができた」という経験が、亡くなられた後の残された家族を支えることができると思うからです。

お別れの時

2週間に一度のケアを続けていたところ、玲奈さんに変化が起こり始めました。玲奈さんは膝に放射線を受けに行っていたのですが、どうしても身体に負担がかかり倦怠感が強く出るので、治療に行く時も帰ってくる時も不機嫌な顔だったそうです。ところが、アロマセラピーを始めてから明るく治療に行くようになったと報告があったのです。理由は「あとでアロマしてもらえるから平気」だったそうです。

がんの痛みは、腫瘍が浸潤といって組織破壊をしていくことによって現れるのですが、転移しやすく、腫瘍の広がりとともに体重減少、脱力、食欲不振、貧血、皮膚乾燥、全身水腫、臓器の萎縮などさまざまな症状が伴って起こってきます。患者さんはその身体の衰弱と戦いながら、毎日を生きることになります。私たちのアロマセラピーは、がんの進行を止めることはできませんが、痛みや倦怠感などを少しでも和らげ、不安を軽減することで最期までサポートし続けることが可能だと思います。

玲奈さんはその後、がんが脳に転移し、次第に目が見えなくなってしまいましたが、私の声とグレープフルーツの香りはすぐわかってくれました。部屋に入る前にグレープフルーツの精油をティシュに2、3滴つけ、そのティッシュをヒラヒラと振りながら部屋に入っていくと、すぐ笑顔になって「先生！」と声をかけてくれました。私が駆け寄って「よ～し、アロマしよっか！」と言うと、口元をゆるめてコクンと頷くのです。

ある日、病室を尋ねると、窓際には小さな花瓶に入ったピンクのガーベラがいつものようにありましたが、ベッドには玲奈さんの姿はありませんでした。とうとうこの日が来てしまいました。玲奈さんを失った寂しさで涙が止まりませんでした。思いっきりトイレで泣いた後、私は病室に戻り、かすかに玲奈さんの気配が残るこの病室にグレープフルーツの精油を振りかけ最後のお別れをし、手を合わせました。そして私を待ってくださる次の患者さんの病室に急いで向かいました。

私は患者さんが亡くなるたびに、「私のアロマセラピーは十分に患者さんを癒すことができたのだろうか。私は患者さんに精一杯尽くせていただろうか」と考えます。アロマセラピーに正解はありません。「もっとこうすればよかったのかもしれない」「あの言葉の意味は何だったんだろう」と、いつもいつも患者さんの表情や言葉を振り返りながら、今も答えを探しています。

信次さんの場合

病気は自分の人生だけでなく、家族のストーリーをも変えます。想像もしていなかったがんの告知から、それでも人生を投げ出さずに最後まで、夫婦のあり方を教えてくれた信次さんの症例です。

「ゆっくり呼吸してくださいーーそう、ゆっくり息をはいてーー腹式呼吸が上手になりましたね。さあ、もう一度やってみましょう」。こんな言葉をかけながら、信次さんへのアロマセラピーマッサージは始まります。通常、施術中はなるべく話はせず、静かに香りとタッチの心地よさを感じていただくのですが、信次さんの場合は別です。

信次さんは、30歳。結婚したばかりの妻と、半年前に生まれたかわいい娘と幸せ一杯の毎日を送っていました。そんな時、朝方に空咳が出るようになり、近医の内科で咳止めの薬をもらいましたが治らず、それどころか次第に咳に痰が絡むようになり、疲れやすくなり、仕事に行くこともできなくなってしまいました。その急速な体力の減退に異常さを感じた妻は、信次さんを総合病院に連れて行きました。そこで「もしかして」と思いながらも打ち消してきた言葉が現実に耳に飛び込んできたのでした。「肺がんの疑いがあります。専門の病院を紹介しますのですぐ行ってください」。

家路につきながら、「何が起きたのか」「これからどうなるのか」「俺は死ぬのか」という答えの出ない質問をずっと自分に問いかけていたそうです。自宅に帰り、自室に入ると、もう頬をつたう涙を止めることはできませんでした。嗚咽がどんどん大きくなり、最後は神に抗議をするかのように「なんでやー、なんでなんやー」と叫びながら泣き続けました。夫の悲痛な声を聞きながら、妻は幼い娘を胸に抱き、一緒に泣いていたそうです。

次の病院でははっきり「肺がんです。治療しなければ、6ヶ月～3年です」と宣告をされましたが、この時には2人とも冷静に、というより、もう出てくる涙がなかったというのが本当のところだったようです。入院と同時に抗ガン剤での治療が始まりましたが、なかなか合う薬が見つかりません。「今回も効果がなかったようです」という言葉を聞くたびに大きな背中を小さく丸め、肩を震わしている夫の姿の横で、妻は何の声もかけることができず、自分もまた「絶対大丈夫」と信じる心が崩れて、何度もトイレに駆け込み大声で泣いたそうです。それでも明るく振る舞い元気づけようと頑張る妻の気持ちとは裏腹に、信次さんの気持ちの落ち込みは日々ひどくなる一方で、このままでは治療も難しくなるということから、心療内科の医師も併診することとなり、リラクセーションとスピリチュアルケアを目的としてアロマセラピーが導入されることになりました。

絶望の淵で

信次さんは、病棟の廊下のベンチで妻と寄り添いながらうつむき加減で私を待っていてくれました。荒い息をしながらも、とても礼儀正しく挨拶され、誠実な人柄を感じました。胸が苦しいので車椅子のままマッサージをすることになり、背部のアロママッサージから始めました。しだいに私のマッサージのリズムにあわせて信次さんの息が整ってくるのが分かったので、信次さんにもセルフコントロールできる呼吸法を実践してもらうことにしました。私の呼吸も同じリズムを刻むので2人の呼吸が一緒になり、ここだけ時間がゆっくり流れていくような感じさえしました。驚いたことに、マッサージを続けていくと、どんどん緊張をしていた肩や背中の筋肉が弛んでいき、すーっと咳が治まっていきました。「苦しくありませんか?」と声をかけると、「いいえ、すごくリラックスしているのが自分でもよくわかります」と答えてくれました。「そうですね、どんどん筋肉が弛んでいきますよ。一番居心地のいい場所を思い出して、そこにいるような感じをイメージしてくださいね」というと、「いい匂いです。先生の手がすごく温かい」と答えて目をつぶり、腹式呼吸をしながらいつの間にか眠ってしまいました。

信次さんには、ユーカリ・ラジアタ、マージョラム、ラベンダー、シダーウッドを使用し、2%希釈でホホバオイル20mlにブレンドしました。ユーカリ・ラジアタは、1－8シネオールという酸化物を多く含み、去痰・鎮咳などの効果を持つといわれています。またマージョラムは催眠作用があり、気管支のけいれんを止め、筋肉の硬直を緩和します。シダーウッドは、交感神経緊張による咳などの上気道症状を改善する効果が確認されています。施術後の信次さんは顔色がよくなり、咳が治まっていることをとても喜んで、「いい感じですわ。とても気持ちがいいです。体も楽になりました。ちょっと信じられないけど」と言葉を残し、病室に帰っていかれました。この日から1週間に1度の施術を開始し、セラピストが伺わない日は夫人が胸と脚のマッサージをし、信次さんを中心に医療従事者とセラピストそして家族のチーム医療が始まりました。

小さな今日の希望

以前は胸が苦しく1時間しか眠れなかったのが、アロマセラピーを始めてからは、5時間以上眠れ、咳もあまり出ず、食事もおいしく感じるようになり「希望が生まれた」と話してくれるようになりました。

施術の時、「アロマの時いつも何をイメージしているのですか？」と尋ねると、「心地いい場所って言われて、すぐ浮かんだのが実家の近くの土手です。今頃になると一面コスモスの花が咲くんです。男のくせにそこが好きで。1日中いてもいいんですよね」。それを聞いた夫人が、「じゃあお母さんにコスモス送ってもらうわ」と言い、「いいねー。退院したら田舎で暮らそうと思ってるんだけど、どう？」「ええよ。あなたが元気になるためだったら、田舎でも宇宙でもどこでも行くわ」「宇宙はあかん。空気がないから胸が苦しいわ」と2人で笑い合っていました。笑ったり、冗談を言ったりそんな当たり前で普通のことが、実はとても大切なものであるということを信次さんは教えてくれました。妻と幸せそうに微笑む姿にそんなことを考えていると、信次さんが「先生、怒らんと聞いてな。アロマセラピーをするって聞いたときは、はっきりいって期待していなかったんですよ。だってこんなにいいものって知らんかったから。今はアロマ最高！」「ありがとう。お役に立ててうれしいわ」「何でか分からんけど、僕も女房も優しくなったっていうか、すべてのものに感謝できるようになったんですよ。不思議やわ。今はこうなって（病気になって）よかったとまでは思えないけど、受け入れられるようになりました。これからの人生大事にしていきますわ」。そう言って信次さんを乗せた車椅子が動き出しました。「またね」と声をかけると、坊主頭の横に力強くピースサインを出して病室に戻っていかれました。

信次さんの最後は壮絶でした。肩で息をし、起こした上体を両腕で支えながら必死にこらえていました。「先生、もうあかんわ。がんばれない」と、喘鳴の中でかすかにつぶやいています。夫人が心配そうに横に座っています。「よくがんばりましたよ。信次さんすごいですよ。少しでも息がしやすいようにしていきますからね。大丈夫、心配しないで」と言うと、「ありがとう」と小さな声が聞こえてきました。いつものユーカリと、神とのつながりを持つ時に使われるというフランキンセンスを1滴ずつ垂らしたティッシュをベッドの隅に置きました。夫人の肩を抱きながら「大丈夫ですか？」と声をかけると、夫人はしっかりとうなずかれました。私はしばらくして部屋を出ました。

信次さんは、翌朝旅立たれました。夫人からは「最期までよく頑張ってくれました。主人があの時調子がよくなったおかげで、私たちは娘の将来について話し合うことができました。これから2人で主人の分までがんばって生きていきます。ありがとうございました」と声をかけていただきました。信次さんが残した命は今もう3歳になろうとしています。とても元気でますます信次さんに似てきたそうです。

命の限り

死は「負け」を意味するわけでなく「悪い」ものでもなく、当たり前のもので、私たち全員いつか死を迎えます。だからこそ、今生きている1日1秒が大切なのです。しかし分かっているはずなのに、眠ればまた新しい1日が始まることに慣れてしまって、ついそのことを忘れてしまいます。病気は突然、命に限りがあるという事実を突きつける出来事になります。その時初めて、人は生きていることのありがたさに気がつくのだと思います。私たちは常に、患者さんの限られた人生の中の大切な時間をいただいていることを十分認識して、臨まなければならないと思います。

臨床アロマセラピーにはレシピがないという意味が、少しおわかりいただけたかと思います。その場面ごとに、アロマセラピストとしての想像力や直感力が要求されます。最高の知識・技術はもちろん必要です。それに加えて、目の前の患者さんにとっての「善は何か」、そして「何が安寧（無事で安らかなこと）となるのか」、それを常に考えることのできるアロマセラピストでありたいと思います。

第5章

臨床アロマセラピストに期待されること

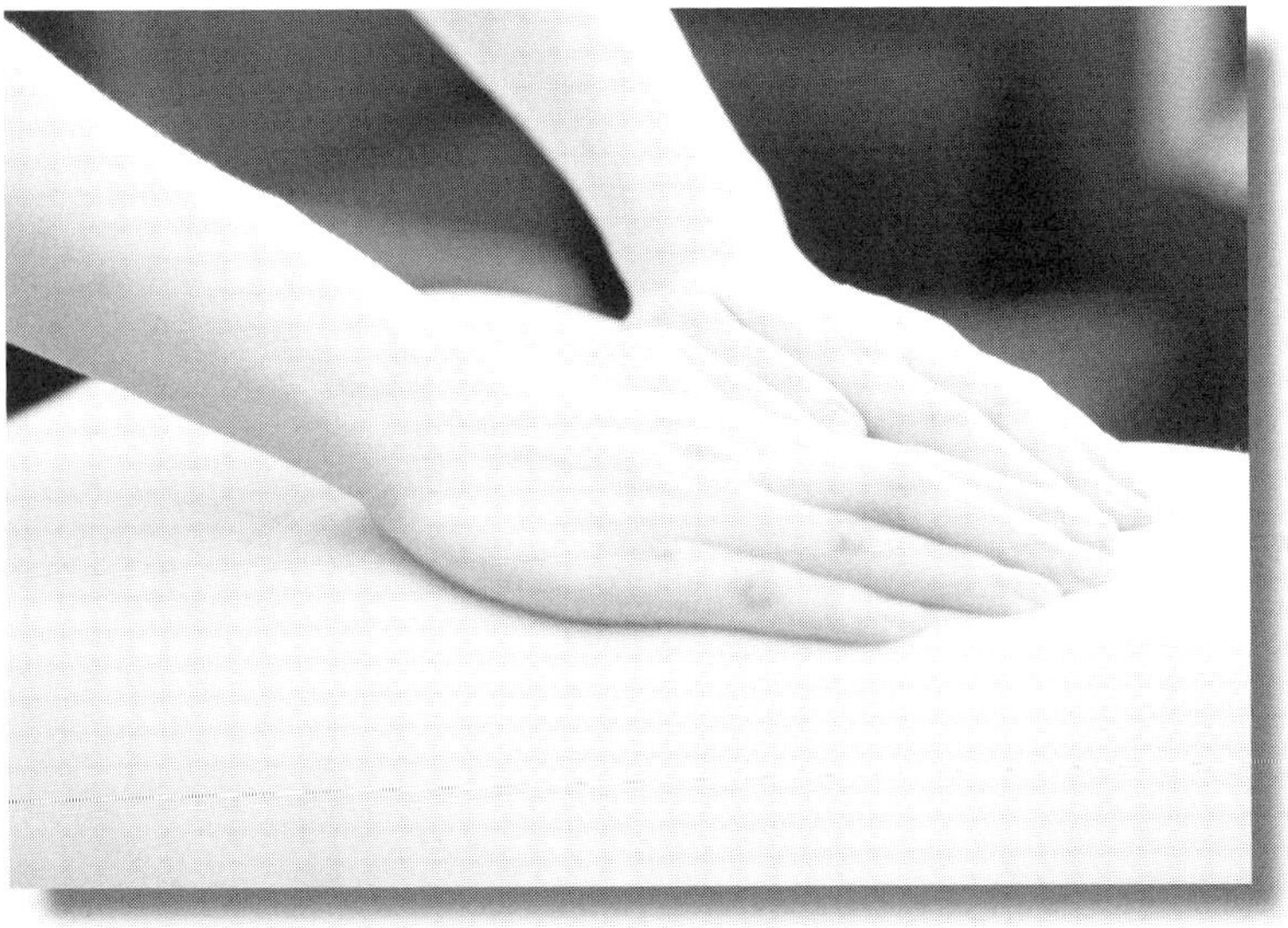

臨床アロマセラピストの立場

臨床アロマセラピストの働く場として、まず浮かぶのは病院（入院施設が20床以上の医療機関）と診療所・クリニック（入院施設が20床未満の医療機関）だと思います。

通常、病院の診察を受ける時、健康保険によって、本人は治療にかかった実費の2割〜3割を支払う制度が日本の保険制度になります。ところが、国から認められた医療行為以外のものを「治療」として行うと、自由診療といって、すべての治療が実費になってしまうということが起こります。つまり同じ部屋で、保険適用される西洋医学の治療と、治療の一環としてアロマセラピーを有料で行うと、西洋医学の治療も保険適用にならず、西洋医学の治療費もアロマセラピーの施術代もすべて実費で患者さんが支払うことになってしまうのです。こうした現状もよく理解しておかなければなりません。ただし、病院やクリニックと連携して別の施設で行う場合や病院やクリニックが費用を負担して独自の患者サービスとして提供される場合は、この限りではありません。

もちろん看護師が看護技術の一つとして行うことは問題ありません。その場合には医師に了解を得た上で看護計画に組み込む必要があります。ここでの課題は精油など材料費の捻出ですが、徐々に施設側の理解が高まり、資材経費を施設側が負担するところも増えてきました。特に、訪問看護ステーションでは積極的に取り入れるところが多くみられます。基本的に医療行為とは「医師の医学的判断および技術をもってするのでなければ人体に危害を及ぼし、または危害を及ぼすおそれのある行為」であることから、危害を及ぼすおそれのないアロママッサージは医療行為ではありません。ですから、治療の一環として行うのでなければ、料金をいただいて患者さんに施すことは可能になります。長高齢者社会に向けて「治す医療」から「支える医療」へと進む医療変革に伴い、病院の経営方法も変化してきているので、今後は病院の中にアロマのケアルームを設置する病院も増えていくと思われます。院内の場合、患者さんは医師の許可を得ることが必要にはなりますが、患者さんだけでなく患者さんを支えている家族や治療にあたる医療スタッフなど多くの方に利用していただけると考えています。

また最近は、医療スタッフとしてアロマセラピストが雇用されるケースも出てきました。産科などの実費のクリニックはもちろんのこと、後のページでご紹介するように、独自のケアサービスとして考える病院も現れました。この場合、臨床アロマセラピストは「アロマセラピーをする」ことが目的にはならず、医療スタッフとともに「患者さまの回復や安寧を目指す」ことがアロマセラピストにも要求されます。どのようにスタッフと連携し、どのように貢献していくかを病院ごとにあるいは病棟ごとに考え、医療スタッフと十分なコミュニケーションを図っていかなければなりませんので、そのための教育を受ける必要があります。

この章では、現在私たちが取り組んでいる医療機関、その連携の方法、またきっかけなどをご紹介しようと思います。また連携している医師にアロマセラピー導入のきっかけ、導入した効果、あるいはアロマセラピストに対する要望などをお伺いしました。

総合病院との連携について

まずは、医療サービスとして、あるいは患者サービスとして導入されている3つの病院をご紹介します。

①2014年から連携している**「奈良県立医科大学附属病院緩和ケアセンター」**

奈良県橿原市四条町840番地

TEL：0744－22－3051（代表）

26の診療科をもつ992床の大学病院。都道府県がん診療連携拠点病院でもあり、多くのがん患者さんが治療を受けています。その中で緩和ケアセンター長の四宮先生は、治療だけでなく、病気に伴うつらさを解決することも大切だとし、「だるさ」「吐き気」「気持ちの落ち込み」など、がんに伴う心身のつらさを緩和することで、おだやかな時間を取り戻し、治療への意欲の向上を図りたいとアロマセラピーの導入を検討されました。

心療内科医としてご活躍の頃からアロマセラピーに関心をお持ちで、他院の緩和ケア医になられたときも、すぐさまボランティアに呼んでくださり、「いつかちゃんとケアスタッフとして迎えるからね」と言ってくださる優しい先生でした。状態が悪いからアロマセラピーはしないでという医療従事者も多い中、先生は「しんどそうだから楽にしてあげて」と私をプロとして認めてくださっており、臨床アロマセラピストとしての自覚を育てていただきました。

現在、臨床アロマセラピストが1名雇用され、緩和ケアチームの一員として働いており、医師から指示のあった患者さまに30～45分程度のアロママッサージを提供しています。小児がんの子どもや若い患者さんを担当することもあり、その際には家族へのケアも行っています。

感謝とこれからの臨床アロマセラピーについて

奈良県立医科大学附属病院 緩和ケアセンター　四宮敏章

私が相原さんと知り合って、20年近くになるでしょうか。

この間、相原さんは日本において、アロマセラピーの普及にまい進されてきたと思います。とりわけ医療の世界で広げることにこだわってやってこられたように思います。アロマセラピストの養成学校を開き、これまで大勢の卒業生を世に送り出してきました。そして医療ケアの分野ではやはり看護師の力が大きいことがわかれば、自ら看護師の資格も取り、博士号まで取得するという離れ業も見せていただきました。

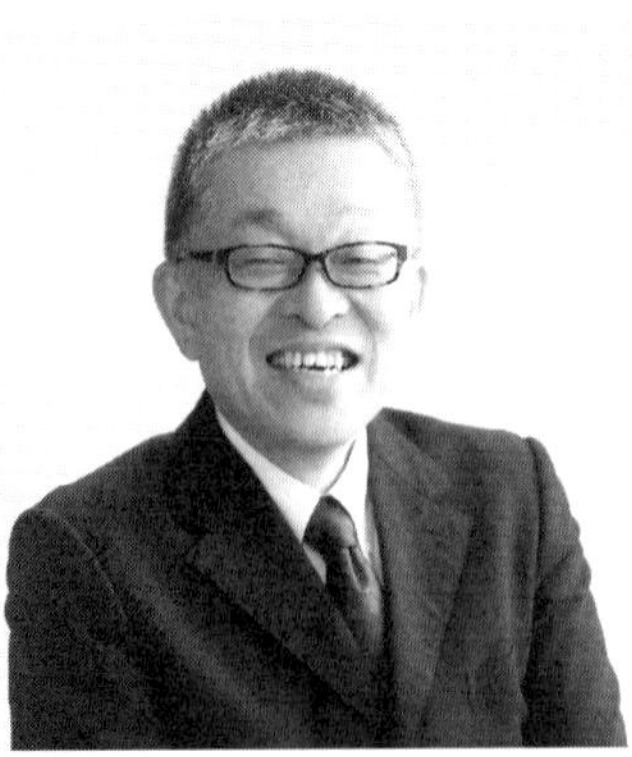

私が心療内科医の頃にも、患者にアロママッサージを施術してつらい症状を取っていただいたことも多くありましたが、緩和ケア医として働き出してから私は本格的にアロママッサージ

の効果をより強く感じるようになりました。

まずは緩和ケア病棟への介入をお願いしました。すると、痛みや呼吸困難などの身体症状がつらくて寝られないと訴えていた末期がん患者が、翌日には「よく寝られました」とおっしゃいました。また、入院してからほとんど何も語らず硬い表情をしていた患者が、自分のこと、家族のこと、今までの闘病のことなどを語り出しました。そうした数々のアロマラピーの魔術を見せてもらいました。

2013年、医大の緩和ケアセンターに私が転勤となったときには、附属病院の病棟でもアロマセラピーをしてもらおうと心に決めていました。そしてそのときは、ボランティアという形ではなく、スタッフとして来てもらうことにもこだわりたいと思いました。田舎の公立大学は保守的で、新しいものを導入することに抵抗があり、かなりの苦労がありましたが、1年かけて説得し、週1回の非常勤という形ではありますが、臨床アロマセラピストの北出さんがスタッフとして来ていただけることになりました。

医大でもアロマセラピーは威力を発揮してくれています。その中で、今でも覚えている印象的な患者のことを書きます。彼は70歳代で、口腔がんの患者でした。全く身寄りのない方でした。手術後、多発脳梗塞を起こしたこともあり、夜中大暴れをする「せん妄」状態となりました。一般病棟では手が負えず、精神科病棟に転棟となり、手足を拘束せざるを得なくなりました。当然、意思疎通も全くできません。しかし、アロママッサージをしたときだけは会話をすることができ、そのときだけ拘束の必要がなくなったのです。その後すぐに亡くなられましたが、アロママッサージをしたひとときは、彼が人間らしくなった瞬間だったと思います。

これからも当院ではアロマセラピーを継続し、もっと発展させていきたいと思っています。

相原さん、今までありがとう。そしてこれからもよろしくお願いします。

これからは研究にも目を向けて、学会発表、論文執筆もしっかりしていこう。さらには、アロマセラピストが職業として成り立つような新たな仕組みも考えていこう。

共に頑張りましょう。

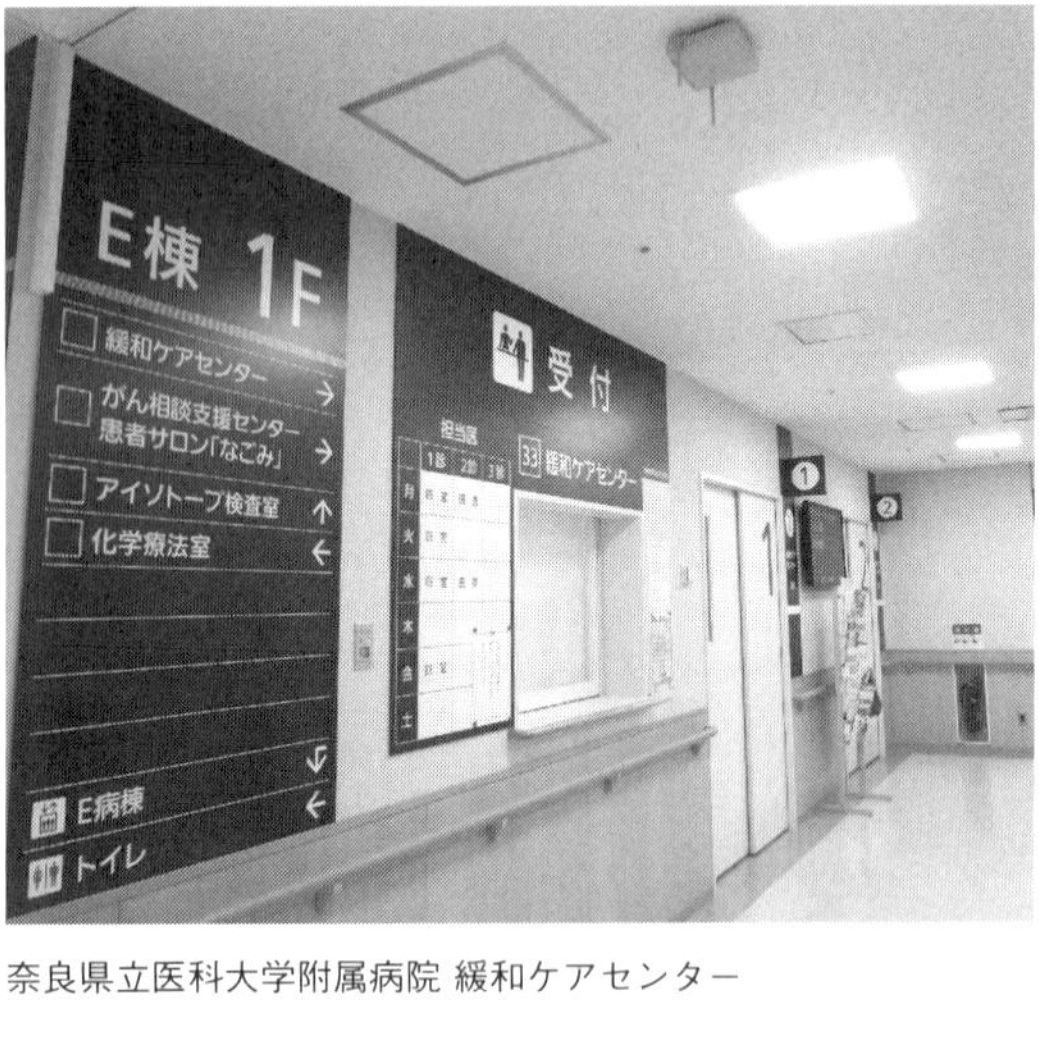

奈良県立医科大学附属病院 緩和ケアセンター

②次は2002年から連携している「**彦根市立病院**」をご紹介します。

滋賀県彦根市八坂町1882
TEL：0749－22－6050

彦根市立病院の緩和ケア病棟は、見晴らしのいい最上階にあります。患者さんも医療従事者の方も明るく和やかな病棟です。黒丸先生は私が臨床に入るきっかけをくださった方のおひとりで、関西医科大学で初めてお会いした時から代替医療に非常に理解を示してくださっています。

病棟ではアロマセラピー以外にも、リフレクソロジーやマッサージ、カラーセラピー、ヒーリング・タッチ、アニマルセラピー、音楽療法など、様々な代替療法が取り入れられています。さらに月に1回、季節に応じたレクリエーションも行われており、栄養科のスタッフの協力のもと、おいしい食事をしながら患者さんや家族の皆さんと楽しく過ごす時間も大切にしています。このようにして生活の中で自然に過ごすことの大切さを教えられました。

緩和ケア病棟におけるアロマセラピー

彦根市立病院 緩和ケア科　黒丸尊治先生

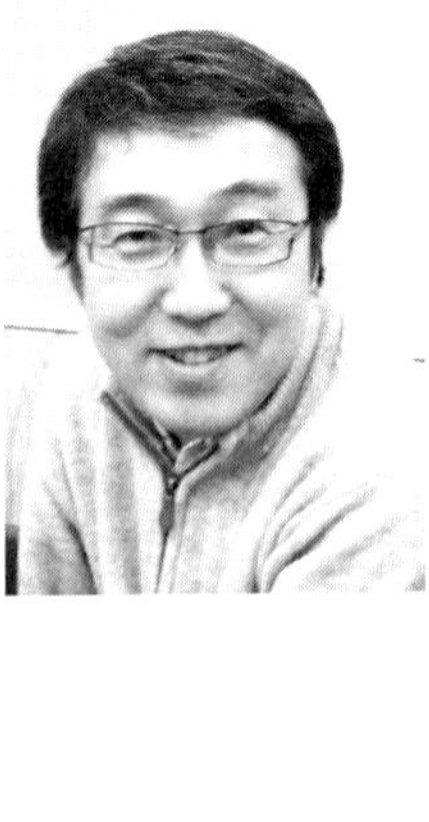

以前は、医療の世界に西洋医学以外のものを取り入れることは非常に困難でした。しかし、今では統合医療の重要性が世界中で認められるようになり、欧米では現代西洋医学の中にもかなり代替医療が取り入れられるようになってきています。一方、日本ではどうかというと、残念ながら未だに旧態依然とした状況であり、代替医療に対する理解はまだまだ乏しいと言わざるを得ません。そんな状況のなか、アロマセラピーだけは医療の分野に確実に取り入れられつつあります。特に終末期のがん患者さんが入院する緩和ケア病棟では、ほとんどの施設でアロマセラピーが取り入れられるまでに浸透してきています。西洋医学の分野でここまでアロマセラピーが積極的に取り入れられるようになったというのはかなり驚きですが、同時にアロマセラピーの有効性がようやく医療の分野でも認められてきたことの証明でもあります。実際、アロマセラピーによる不安や抑うつ気分の軽減効果などが次々と論

文等で発表されるようになり、徐々にではありますが、アロマセラピーに理解を示す医者も増えてきています。

さて、私が勤務する彦根市立病院緩和病棟では、私が赴任してきたのとほぼ同時期の平成15年1月よりアロマセラピーを取り入れ始めました。もともと代替医療に強い関心を持っていた私は、以前から様々な代替医療のセラピストの方々とつながりを持っており、その中の一人が相原先生でした。学会や研究会の帰りによく、医療やアロマセラピーのことを語り合ったのを覚えています。そんな中で、たまたま私が緩和ケアに移ることになった時、彼女にボランティアとして病棟に来てもらえないかと尋ねたところ、快く引き受けてくれました。また彼女は、当時すでにアロマセラピーの学校でアロマセラピストの養成に力を注いでいたので、そこの卒業生もボランティアとして来てもらえるよう取り計らってくれました。彼女のそんな協力もあり、その後、多くのアロマセラピストが来てくれるようになり、またそれに刺激されるかのように各種セラピストもたくさん集まってきました。今では毎月20回以上、いろいろなセラピストが来られ、患者さんや家族の方々に癒しのひとときを提供して下さっています。とてもありがたいことです。

ところで、私はアロマセラピーを緩和ケアにおけるとても重要なケアのひとつと考えています。その有効性を示す優れた医学論文が多数あることはもちろんですが、患者さんやナースのニーズがとても高いことが、その大きな理由のひとつです。実際、緩和ケア病棟の患者さんはアロマセラピーを好まれる人がとても多いのです。初めて受ける人がほとんどですが、一度受けるとその心地よさに魅了され、毎回希望する人が少なくありません。「こんな気持ちのよい体験は生まれて初めてだ」と、お金を払ってでもよいから是非続けたいという患者さんは少なからずいます。それくらい患者さんにとっては、まさに魂が揺さぶられるような衝撃的な体験なのでしょう。

また、ただ単に気持ちがよいというだけでなく、体が楽になったとか手や足のむくみが軽減したといった身体的変化も頻繁に起こっています。だからこそ患者さんも驚嘆せざるを得ないのかも知れません。もちろんそれは、アロママッサージによる物理的な効果もあるのでしょうが、私は患者さんとセラピストとの関わりそのものも症状の軽減に大きく関わっているのではないかと考えています。つまり、セラピストの雰囲気やちょっとした会話、さらには定期的に来てくれることに対する信頼感や安心感といったことすべてが、患者さんの心底からわき上がってくる安堵感をもたらし、それが自己治癒力を活性化させるために心も体も癒されているのではないかと思うのです。従って、ただ単にアロママッサージというテクニックだけが上手でも、そのセラピストから醸し出されるある種の目に見えないエネルギーというものがなくては、本当の意味での癒しをもたらすことはできません。相原先生やその卒業生は、何故かみんな、そのような雰囲気をもっているような気がします。これもきっと、彼女の長年の人生経験によって裏打ちされた養成力や指導力があるからこそできることなのでしょう。カリスマアロマセラピストと言われる所以です。

さて、アロマセラピーによって患者さんが心から癒される光景を目の当たりにして、病棟で働いているナースも影響を受けないわけがありません。患者さんのケアをすることが基本であるナースにとって、患者さんに深い癒しをもたらすアロマセラピーは、大変魅力的なケアの手段です。そのため、病棟のナースも自主的に勉強会を開いたり、時には相原先生に来てもらい、その実際を教えてもらいながら、アロマセラピーの技術や知識を身につけていきました。

しかし、勤務しているナースがアロマセラピーをする場合、そこには大きな問題が生じてきます。それは時間の問題です。ナースは一般の病棟業務を行いながら、アロマセラピーを行わなくてはなりません。しかしほとんどの場合、病棟業務だけでも時間が足りないのに、その上にアロマセラピーをする時間を取ることは至難の業です。結局、休み時間や勤務時間外の時間を利用するしかありません。しかし

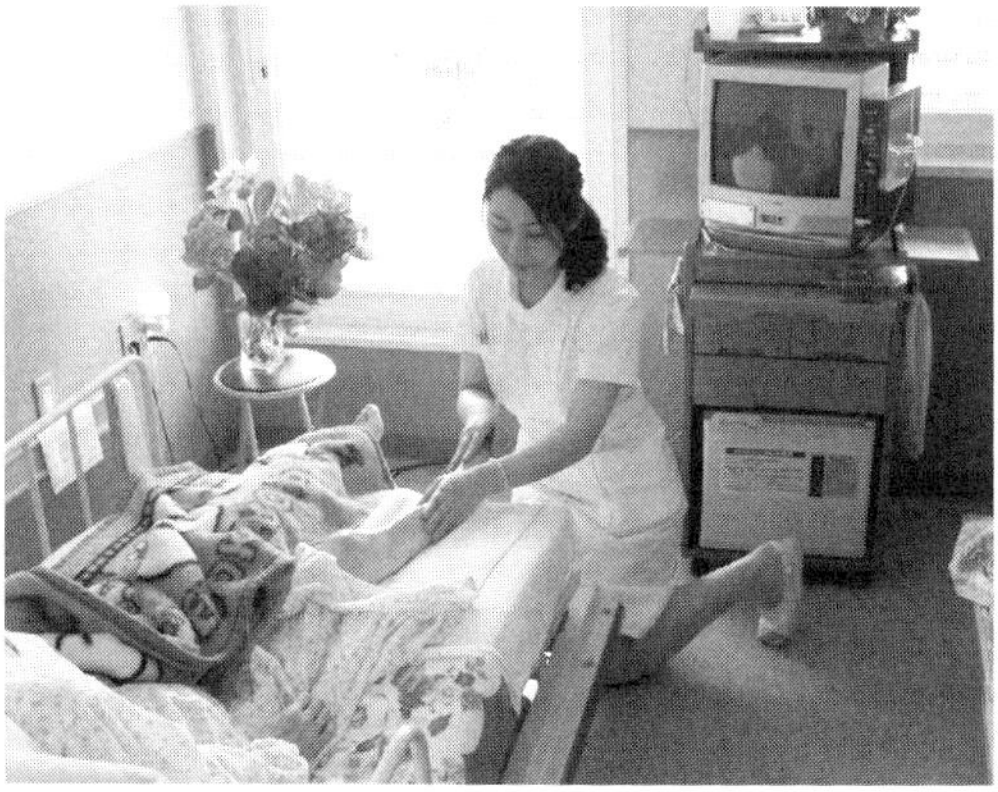

臨床アロマセラピストの資格をもつ看護師も施術を行う

このような状況では、最初のうちはよいかもしれませんが、そのうち疲弊し、結局はバーンアウトしてしまいかねません。せっかくアロマセラピーの技術や知識を身につけても、結局は病棟でそれを活かせないのです。

この状況を打開するために、私は院長や看護部長と話し合い、業務としてアロマセラピーができる日を定期的に設けてもらえるようお願いしました。その結果誕生したのが「リラクセーションナース」のポストです。これにより、一般の病棟業務のことを考えることなく、アロマセラピーという仕事に専念できる日が作れるようになりました。もちろんこの役割は誰もができるというわけではありません。相応のトレーニングを積んだナースだけがこの仕事につくことができるのです。当時は相原先生の学校を卒業したナースがいたので、彼女にその仕事をしてもらうことにしました。もっともナース不足の煽りを受け、今はリラクセーションナースのポストはなくなってしまいましたが、またナースが増えてきたら、ぜひこの制度を復活させたいと思っています。

ただ、その代わりと言ってはなんですが、今では様々なところから月々延べ30名以上のアロマセラピストが来てくれるようになったため、緩和ケア病棟の患者さんは、アロマセラピーを受けられる機会が多くなり、皆さんにとても喜んでもらっています。

外来の方でも変化がありました。相原先生の努力と熱意の甲斐あり、以前からの念願だった「アロマケアルーム Life touch 彦根店」が、平成21年9月に公立病院では初めて、2階の外来フロアの一角に開設することができました。ここには相原先生の学校を卒業され、アロマセラピーに関する知識や技術はもちろんのこと、患者さんに対応できる医学知識もある程度持ち合わせたアロマセラピストが入ってくれています。もちろんここは有料になりますが、緩和ケア外来の患者さんや他の一般外来の患者さんも来られており、外来ついでにアロマセラピーを受けて心身が癒されるのを楽しみにしている常連患者さんもたくさんいます。

また、日によっては一般病棟からの依頼もあるため、セラピストが病棟に行ってアロマセラピーを施術することもあります。このように当院では、緩和ケア病棟だけでなく、一般病棟や外来患者さんに対してもアロマセラピーが行えるようになりました。

将来的にはもっと医療の分野にアロマセラピーが取り入れられ、どこの病院でも、緩和ケア病棟のみならず、一般病棟や外来患者さんに対して、医療におけるケアの一環としてアロマセラピーが当たり前に行われる日が来ることを願ってやみません。そのさきがけである相原先生には、今後も日本の医療におけるアロマセラピーの発展のために頑張ってもらいたいと思っています。

③次は2007年1月から連携している「**関西リハビリテーション病院**」です。

大阪府豊中市桜の町3―11―1
TEL：06―6857―7756

ご縁は、入院患者さんのおひとりがつないでくださいました。以前、私が別の病院で担当していた難治性の痛みを持った患者さんで、主治医が「今までいろいろな治療をしてきたけれど、何が一番よかったか」と尋ねたところ、「アロマセラピーで心も体も楽になった」と話されたことから、院長からお電話をいただき導入の運びとなりました。

顧問の兵庫医科大学リハビリテーション医学教室の道免和久教授、坂本院長、看護師長から、病院が目指すリハビリテーションについての説明を受け、その中でアロマセラピーやアロマセラピストがどのようにお役に立てるかを話し合いました。お互いに十分理解が得られたところで、医師、看護師、薬剤師、理学療法士、作業療法士、スタッフに向けたセミナーを開き、今から何をするか、患者さんにどのようなメリットがあるのか、またほかのスタッフの仕事に迷惑をかけたりするものではなく補完するものであるということを、エビデンス（根拠）をふまえてしっかり伝えました。その後、ボランティアで患者さんや家族のマッサージをする機会を作り、患者さんの心身の変化を医療スタッフに見ていただき、患者さんや家族の感想を聞いていただきました。

突然身体機能を喪失して、これまでとは違う生活を強いられる患者さんのために、家族は慰めと精神的な支えにアロママッサージがいいのではと感じていただいた方が多く、中には脳梗塞後、言語障害と片麻痺があった患者さんがマッサージ中に見せた笑顔に、「入院してから初めてこんなうれしそうな顔を見た」とうれし泣きをされる家族の姿もありました。

このような結果もあり正式に導入となり、「ホリスティックケアセンター Life touch 豊中店」を開業し、アロマセラピストは病院に雇用されることになりました。

現在3人のプロフェッショナルアロマセラピストが担当していますが、最近は常時いっぱいで予約がとれないほどになってしまったので、開業日と時間を増やすことを検討しています。医師・理学療法士・作業療法士・看護師とのアロマの勉強会も定期的に行っています。

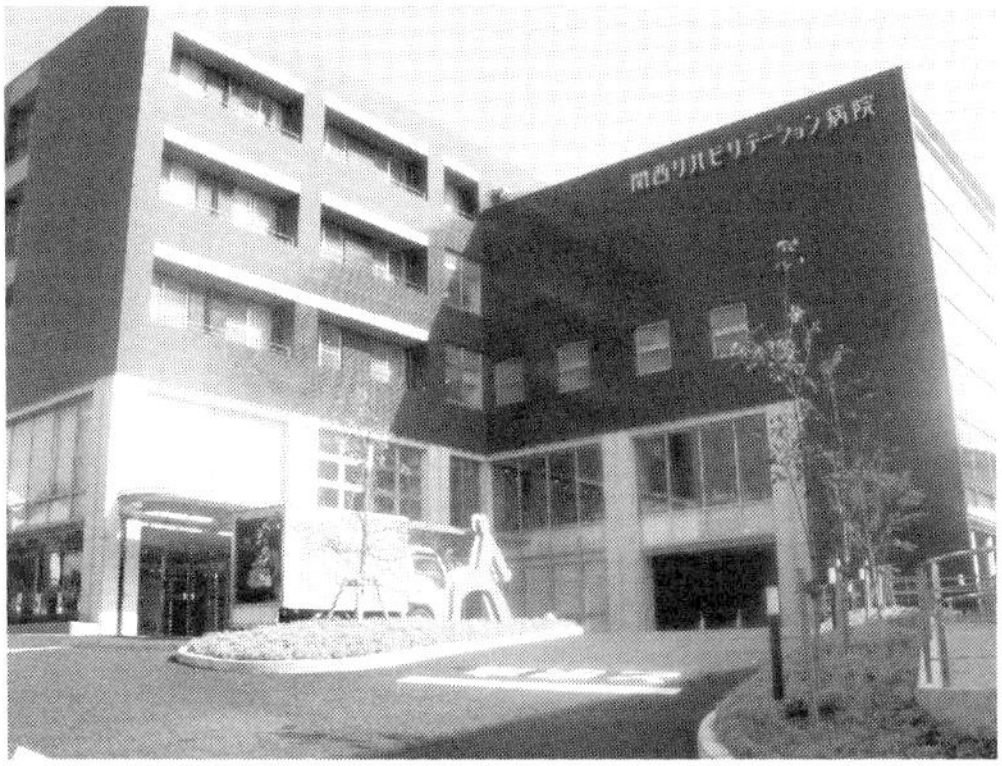

吹き抜けの玄関を入るとすぐに香りが迎えてくれる

アロマセラピーのリハビリテーション医療への導入

「関西リハビリテーション病院」顧問
兵庫医科大学リハビリテーション医学 道免和久教授

リハビリテーション医療は、ＱＯＬの医療と言われています。単なる延命ではなく、より高い人生の質を得られるように、運動療法を中心にあらゆる治療法を駆使する新しい医療です。患者さんのためになるのであれば、薬物療法、装具療法など以外にも、家屋評価や職場訪問まで何でも実施します。このように私たちリハビリテーション医は、臓器や検査データだけではなく、常に人間としての患者さんを見つめています。ですから、リハビリテーション医療は本当の意味で「全人的医療（ホリスティックメディスン）」そのものなのです。

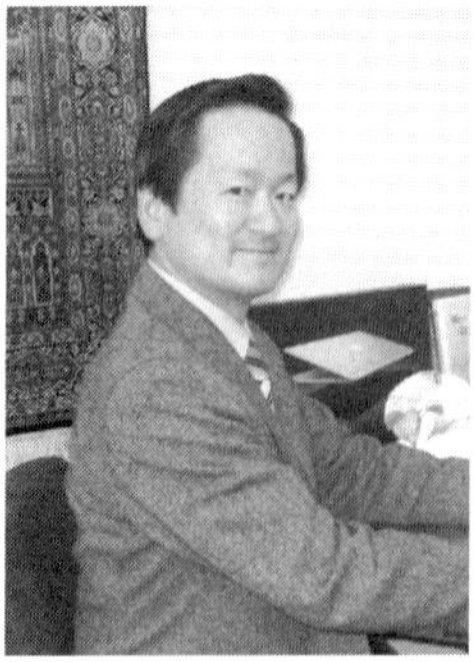

私は、関西リハビリテーション病院の顧問として、日常の診療から先端リハビリテーション治療の導入まで、総合的にスタッフにアドバイスする立場ですが、病院設立以来主張している

ことは、患者さんやご家族の心の問題にも目を向けなさいということです。直接心の問題を治療することは容易ではありませんが、少なくともホリスティックメディスンの考えは早くから積極的に取り入れ、癒しの環境を整えたいと考えておりました。そうすることで、リハビリテーションの準備態勢が整い、疲労から回復し、少しでも治療が前に進みやすくなると考えたからです。その試みの一つがアロマセラピーです。

リハビリテーション病院にアロマセラピーを導入するにあたって、第一人者として名高い相原由花先生に相談しました。まず、医療を臓器の視点から人間の視点に変え、より包括的、全人的にリハビリテーション医療を推進したいという私の姿勢をご説明しました。そして、QOL医療としてのリハビリテーション医療と、ホリスティックメディスンの代表であるアロマセラピーは、スピリチュアルヘルスを究極の目標とする明日の医療を創造するための強力なパートナーになるという私の説明に、相原先生は共感して下さいました。こうして、関西リハビリテーション病院にアロマセラピーを導入することが実現しました。

もともとアロマセラピーの効果については、心の癒しやリラクセーションの効果を期待しておりましたが、それ以外にもリハビリテーション病院に数多くおられる痛みの患者さん、あるいは、痙縮（けいしゅく）と言って、脳卒中の麻痺などによって筋肉がつっぱるような症状の患者さんにも効果を期待しています。もちろん、現状では保健診療ではありませんので、はっきり治療効果と申し上げることはできませんが、今後データを積み重ねることで効果は明らかになってくると思います。

現在、関西リハビリテーション病院では週に2日、それぞれ約6名ずつの患者さん、ご家族、職員等にアロマセラピーを行っています。大変評判が良く、身体や心が楽になると聞いております。コンスタントに、そして自発的に患者さんが利用されるようになれば、医学的効果についても是非検討したいと考えています。アロマセラピーを導入している病院は他にもあるようですが、そのような病院からは、姿勢として治療一辺倒ではなく、医療以外の面でも癒して差し上げたいという心が伝わってきます。そんな病院が増えることを望んでいます。今後、医療機関併設のアロマセラピーはブームになる可能性もありますが、一過性のブームに終わらせるのではなく、治療の一環として確立することを願っています。

今のところ、アロマセラピーは診療外の実施ですので、医師が処方することはありません。患者さんやご家族が自主的にアロマセラピーを受けている状況ですが、特にトラブルは伺っておりません。薬理効果が強いアロマなどを使う場合については、注意が必要と思われるので、今後の課題になると思います。また、リハビリテーション病院には、麻痺のこと、生活のこと、将来のことなど心の問題で苦しんでいる人が多いのと同時に、脳障害の一症状としてもうつ状態が発生しやすいので、そこは注意が必要です。最新医学の治療と同時に、うまく応用できればアロマセラピーの直接的な効果が出てくるかもしれません。なお、関西リハビリテーション病院では、個室でのアロマセラピー以外に、玄関ホールなどの共有スペースにもアロマを用いることで、病院に入って来た時から癒しを感じていただけるように工夫しています。これは相原先生からのご提案で、潜在的な効果があるようです。

アロマセラピーは、まだ医療関係者の間で正しく理解されているとは限りません。緩和ケアなどでは一定の評価があるようですが、リハビリテーション医療の分野でも、科学的に検討を加えれば、多くの効果が証明される可能性があります。そういう可能性としての知識を啓蒙することで、より多くの医療機関とアロマセラピストが連携することができれば、素晴らしい時代になると思います。そのためには、アロマセラピストの皆さんにも、幅広い医療の分野を知っていただき、応用範囲を検討し、科学的研究として効果を証明していただければ幸いです。何より、「教師」はアロマセラピーを受けた患者さん自身です。効果についてセラピーを受けた一人ひとりの声に謙虚に耳を傾けること、そして、協力する医師とともに、この新しい分野を開拓するというフロンティアスピリットが大切だと思います。

クリニックとの連携

次に、アロマケアルームを併設している3つのクリニックをご紹介します。

④ 神戸市の三宮にある「ナチュラル心療内科クリニック　TAKEBAYASHI」には、「アロマケアルーム Life touch 神戸北店」（TEL：078―272―0330）が隣接しています。

「ナチュラル心療内科クリニック　TAKEBAYASHI」

兵庫県神戸市中央区布引町3―1―7 神戸クリニックビル7F

TEL：078―265―1139

＊アイ・プロジェクト 統合医療研究所

TEL：06―7492―0843

ベッド1台の小さなケアルームですが、長い時間を過ごす椅子にこだわったり、天井には楕円にくりぬいた間接照明を設置したり、環境から「癒し」を追求し、非日常を体験できるように工夫しています。竹林院長から「西洋医学と代替医療の統合」を目指して、このクリニックを開業されるというお話があった時、その計画段階から参加させていただきました。クリニックの方も、先生の専門のバイオフィードバック室があり、呼吸法などいろいろなリラクセーション法を練習することができるようになっています。とにかく緑が多く、ソファのある診察室はクリニックであることを忘れてしまうような居心地の良さです。遠来の患者さんも多く、ほとんどは女性の患者さんです。

7階の一角をお借りしているので、クリニックに家賃を支払っています。それ以外に金銭のやりとりはなく、経営的には独立採算制をとっています。

クライアントのほとんどはクリニックの患者さんですが、外部からアロマセラピーだけを目的に来られる方もいます。クリニックでは、患者さんには医師やスタッフから勧められることもありますが、受けるかどうかは患者さんの自由意志に任せられます。

施術内容は、90分のベーシックプログラムと120分のコンビネーションプログラム（リフレクソロジーなどとの組み合わせ）の2つが中心となります。時間内でコンサルテーションや精油、施術の内容な

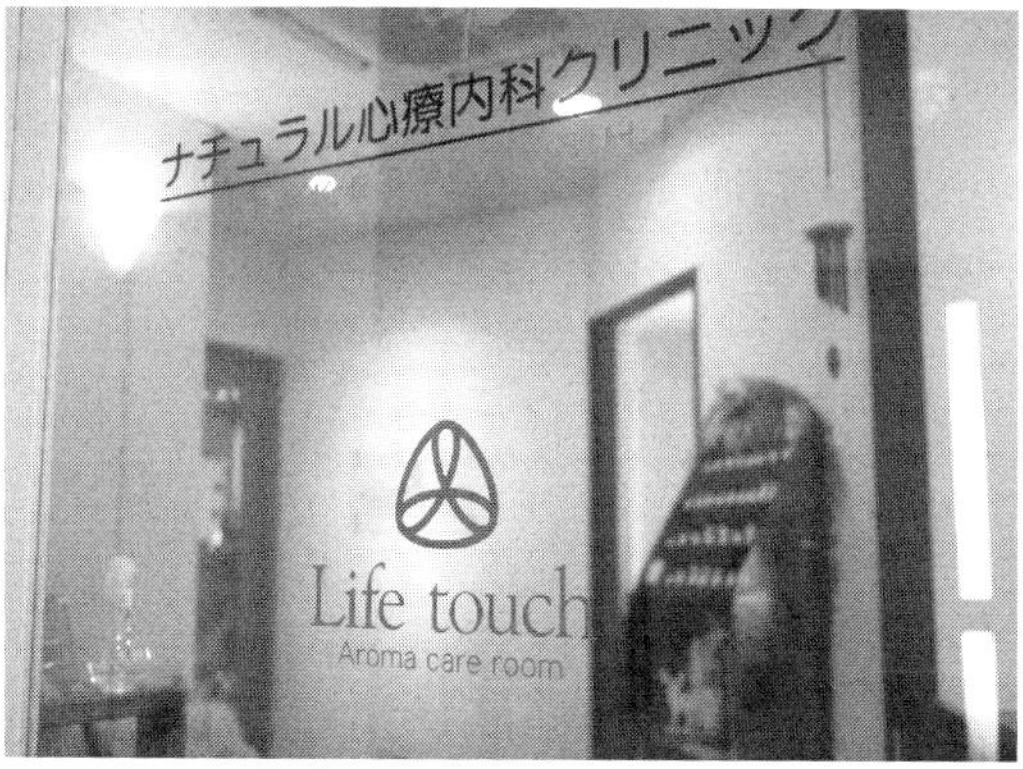

ドアを開けると精油の優しい香りに包まれる

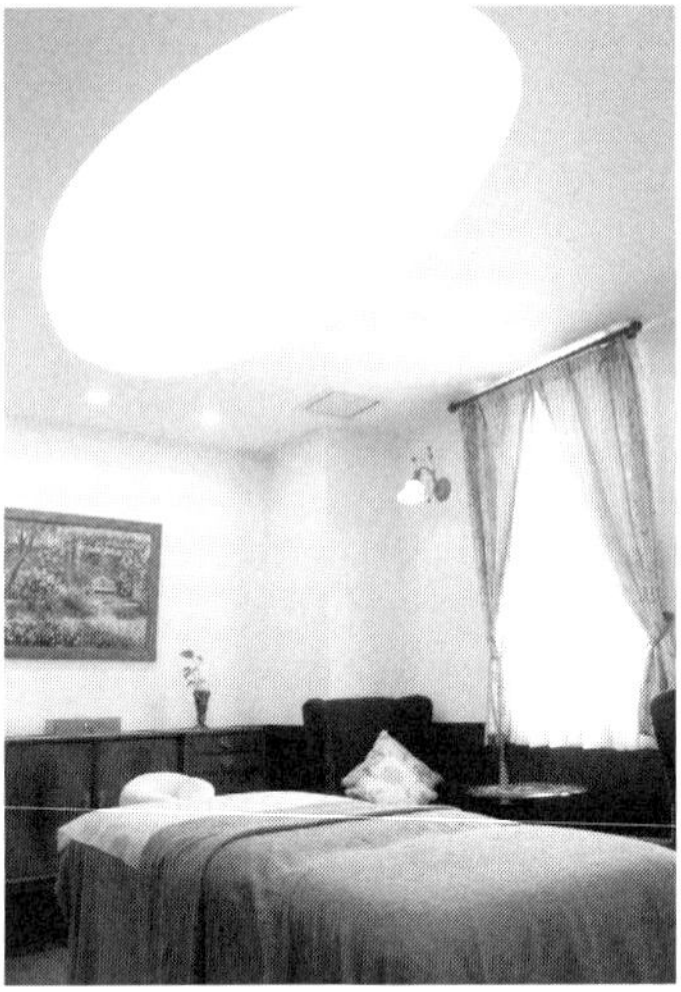

日常とは違う空間で心身共にリラックスできるLife touch 神戸北店内

どすべてアロマセラピストが判断し、クライアントに合わせたオーダーメイドなケアを提供しています。

患者さんの多くは、あらかじめ医師から自分の病状をアロマセラピストに説明しておいてほしいと言われます。その場合は直接医師から事前にアロマセラピストに病状や治療法、医師の治療方向などが伝えられ、それをふまえてアロマセラピストはケアの計画を立てます。

もし問題が発生した場合は、医師、アロマセラピスト、ほかのスタッフ全員でカンファレンス（症例検討会）を行い、解決方法をみんなで探ります。

関西医科大学時代から担当させていただいている方などは、ケアルームを大阪から神戸に移しても通っていただき、何年にもわたっても通い続けている方もいらっしゃいます。心療内科では長いおつきあいをすることが多々ありますが、どの方もアロママッサージでエネルギーを充電し、またしばらくの間社会生活を頑張るというサイクルができていくようです。治療が終わっても、健康維持のためにアロマセラピーは必要とされている方も多く見られます。

心療内科におけるアロマセラピーの役割

「ナチュラル心療内科　TAKEBAYASHI」竹林直紀院長

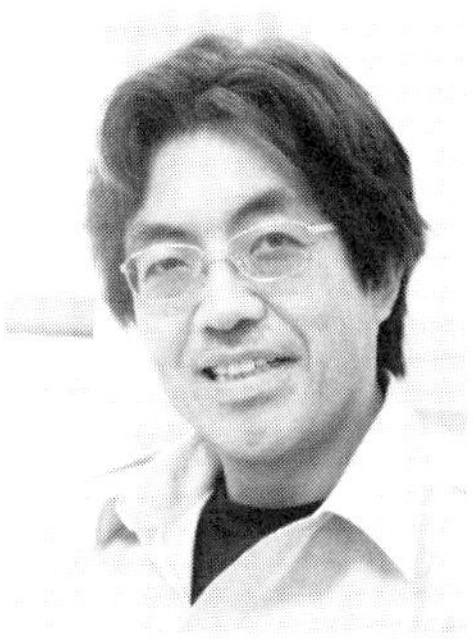

心療内科には、生活習慣病を初めとした慢性疾患や長期間の難治性の症状に苦しむ患者さんが訪れます。そのほとんどは、ストレスや心理社会的要因などが発症や病状の経過に影響しています。日本においては、医師が中心になって病気の診断と治療を行うことが医療であるとされてきました。国民皆保険ですぐれた医療制度と言われていますが、検査と目に見える薬や手術や処置といった身体面の治療が中心であり、ストレスや心理・社会的要因を改善するためのアプローチは、精神疾患がなければ保険診療として認められておりません。また、心理専門家がカウンセリングや心理療法を行う場合も、医師ではないため自費治療となってしまいます。このように、現在の医療制度が薬物療法など限定された治療法を中心にしている現状では、慢性的な日常生活における心身のストレスによる緊張状態は改善されず、病状を必要以上に持続・悪化させていると言っても過言ではありませ

ん。

このような中で、米国では近年、従来の近代西洋医学に補完・代替医療（ＣＡＭ：complementary and alternative medicine）を積極的に取り入れていく『統合医療』という新しい医療概念が注目され、様々なＣＡＭの研究や臨床応用が試みられています。１９９８年から2年間の米国での留学体験から、日本においても全人的・全体的（ホリスティックな）視点に立った統合医療が求められる時代が必ず来ると確信し、関西医科大学心療内科で統合医療プロジェクトを研究テーマとして、各種ＣＡＭ専門家とのチーム医療のあり方を模索してきました。その中で、通常の保険医療の範囲内の治療だけでは病状の改善が認められなかった患者さんが、ＣＡＭを併用することで良くなっていくという経験を数多くいたしました。

特にアロマセラピーにおいては、精油の持つ薬理作用と香りの持つ心理効果とオイルマッサージによるタッチの効用を上手く利用しながら、専門のトレーニングを受けたアロマセラピストが全人的な関わりを持つことで、多くの患者さんが癒され病状が改善していく状況を目のあたりにいたしました。このことは、私にとって医療における治療の意味やケアの重要性を考え直す良い機会となりました。

近年、患者中心医療という言葉をよく耳にします。従来の医療は、医療者側の価値観や方法論を一方的に採用し、患者さんやその家族が人生という文脈の中で病を乗り越えるために何を求めているのかということには無頓着であったように思います。統合医療においては、その基本哲学として単に病気を治すのではなく、病に苦しむ人としての患者さんの全体性に焦点を当てます。その場合の主役は医師ではなく「患者とその家族」であり、看護師や臨床心理士やソーシャルワーカーなどのコ・メディカルスタッフやＣＡＭ専門家や聖職者も含めたチーム医療が重要となります。アロマセラピストである相原先生との関西医科大学心療内科における研究経験から、実際の臨床現場での統合医療のあり方を検証し確立していく必要性を感じ、統合医療を保険診療で行うクリニックを２００５年に開設いたしました。この試みを通じて、一人の患者さんに時間を十分かけることが可能な「癒し」の専門家であるアロマセラピストと連携することで、より効果的な診療が可能となることを実感しております。そのためには、患者さんの病状をきちんと理解し、医療スタッフとコミュニケーションできる医学的知識と経験を持ち合わせたプロのセラピストを探すことが必要不可欠です。その前提が守られるのであれば、治療ではなく健康増進という枠組みの中であれば、医療従事者の国家資格がなくても十分統合医療として連携していくことが可能と考えております。

⑤同じく神戸の三宮駅の南側にある不妊治療専門クリニック「英ウイメンズクリニック」との連携は、他院の婦人科医の先生にご紹介いただき始まりました。クリニックの2F待合ロビーの奥に「アロマケアルーム Life touch 神戸南店」（TEL：078―272―0330）があります。

「英ウイメンズクリニック」

神戸市中央区三宮町1丁目1―2　三宮セントラルビル2F
TEL：078―392―8723

院長の塩谷先生は、お会いした時から「不妊症の患者さんは、心を傷つけながらがんばっている方が多いので、心のサポートをお願いしたい」と先生ご自身がはっきりとアロマケアルームを設置する目的を持っていらっしゃいました。クリニック全体に清潔感があり、医師、看護師、受付の方もとても丁寧な応対をされ、高度な治療が評判のクリニックです。私たちはまず患者さん対象のミニセミナーを開くところから始め、とにかくアロマセラピーを知っていただくことに力を入れていきました。

施術内容は、当初北店と同じもので始めましたが、数ヶ月経って南店に限り30分のショートコースを設定しました。確かにコンサルテーションをしっかり行って、アロママッサージに関しても全身を施術したほうが効果は高いのですが、不妊症の治療には高額な治療費が必要ですし、働きながら通院している方も多く、金銭的および時間的に負担の少ないショートコースが必要だと考えたのです。現在はショートとロングコースが3対7ぐらいになっています。またセルフケアを希望される方も多いので、精油やマッサージオイルを使った安全なセルフケアの方法の指導も行っています。

妊娠という目標を達成するためには、安全や安心を感じられる環境と、健全な心身の状態が必要です。徐々にそのことを患者さん方が理解されるようになり、ホルモンバランスを整えたり、冷えの改善だけでなく、妊娠できなかった時の悲しみ、治療前や結果が出る前の不安、家庭内や職場内のストレス、治療後の身体機能の低下などで心身に不調を感じられた時など、積極的にケアルームを利用していただいています。

契約内容は北店と同じで家賃を支払い、独立採算制をとっています。

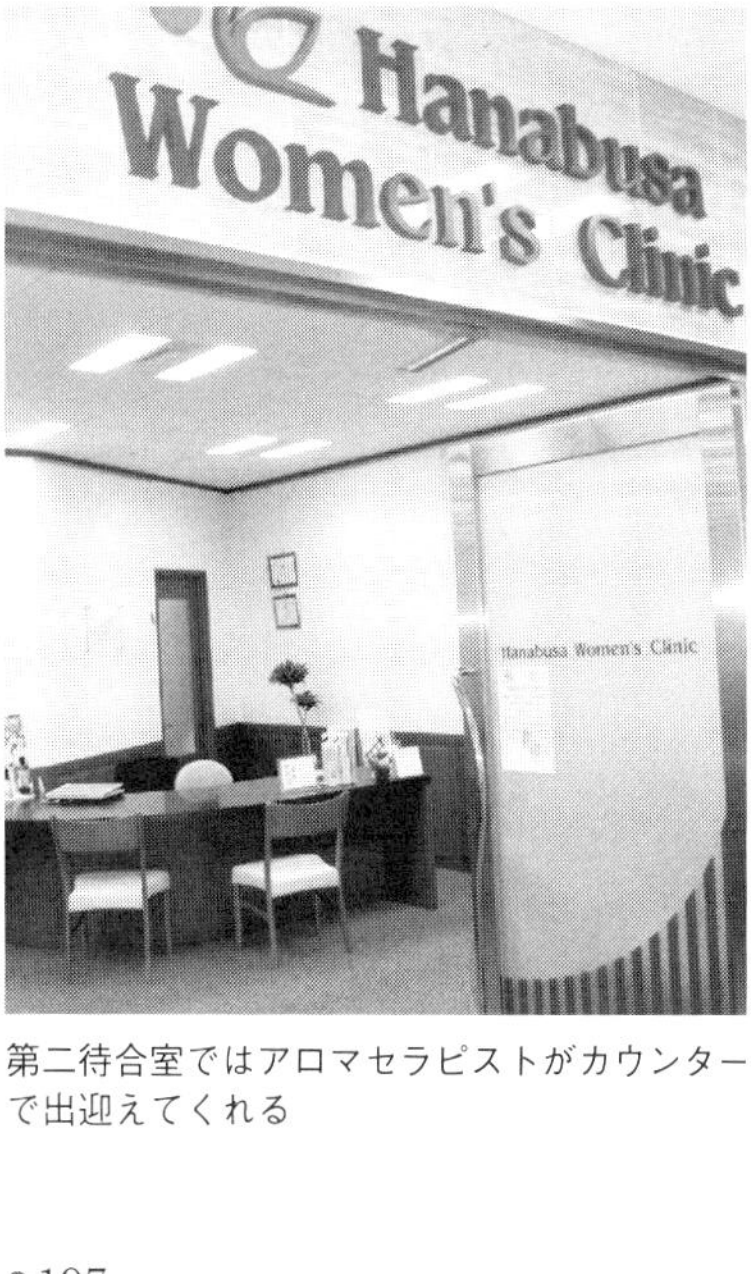

第二待合室ではアロマセラピストがカウンターで出迎えてくれる

不妊治療への導入について

「英ウイメンズクリニック」塩谷雅英院長

不妊治療中の患者さんは色々なストレスを抱え込んでおられます。特に、不妊の悩みを友人だけでなく身内にさえ理解してもらえず、一人で悩んでおられる方も多くいらっしゃいます。このような悩みはストレスとなり、ストレスが蓄積すると、ホルモンの分泌や排卵周期を司る間脳の働きも低下しがちになり、治療にとってもマイナスです。不妊治療で良い結果を得ていただくためには、蓄積したストレスを解消することがとても大切な要素となります。このような患者さんが抱えているストレスを解消する方法を色々と模索していた時に出会ったのが、ホリスティックアロマセラピーであり相原先生でした。

ホリスティックアロマセラピーでは、まず患者さんの悩みにじっくりと耳を傾け、悩みを共有していただく、これだけで患者さんは救われた気分になります。そしてアロマセラピーによ

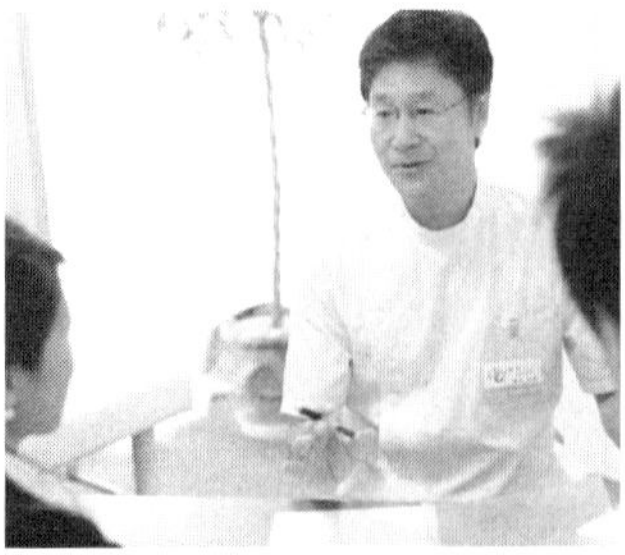

って五感を通じてストレスが解きほぐされる、これこそまさに私が求めていたものでした。実際、アロマセラピーを受けられた患者さんからは高い評価を受けています。いままで一人で悩んでいた方もじっくりと話を聞いてもらうことで、自分は一人ではないと思えるようになり、またアロマセラピーによって蓄積していたストレスが解消できたと喜んでいただいています。その結果、治療に取り組む意欲が増し、結果につながっている患者さんも少なくありません。

このように当院にとって、また不妊治療中の患者さんにとって良いことづくめのアロマセラピーですが、注意しなければならないこともあります。それは、患者さんが抱えている悩みが非常に深刻であり、かつ多種多様であるという点です。このような患者さんのケアにあたるアロマセラピストの方には、不妊症や不妊治療についての深い知識が要求されます。そうでないと患者さんの不妊の悩みに共感することができず、患者さんが置かれている状況を把握することはできないからです。幸い、当院でお願いしているセラピストの皆さんは、当院開催の各種勉強会に積極的に参加してくださるなど、不妊治療について一生懸命勉強してくださっています。アロマセラピストとしてのプロの知識と技術を持ったセラピストが、不妊治療についても深い知識を兼ね備えてはじめて患者さんが真に求めているセラピーが実現できるのだと思います。これからも多くの患者さんにアロマセラピーを勧め、その良さを実感していただきたいと考えています。

⑥近鉄学園前駅からバスで5分のところにある、光溢れる整形外科クリニック。2階に「アロマケアルーム Life touch 学園南店」が設置されています。

「学園南クリニック」

奈良市学園大和町2丁目27
TEL：0742-51-9111

香月先生のご友人の先生と調剤薬局のオーナーから同時に紹介があり、ご縁を感じながら香月先生とお会いしました。先生は手整形のご専門で、整形外科、リウマチ科、手の外科などの一般保険診療を行っていますが、そのほか地域医療の健康長寿のためにアンチエイジング医療も行っていらっしゃいます。

クリニックの建築計画に最初から臨床アロマケアルームを入れていただき、多くの外来患者さまや地域の方々にご利用いただいています。事故の後遺症などでなかなか取れない痛みを抱えた方も多く、アロママッサージで痛みを和らげ、その方らしい生活に近づけるようサポートしています。

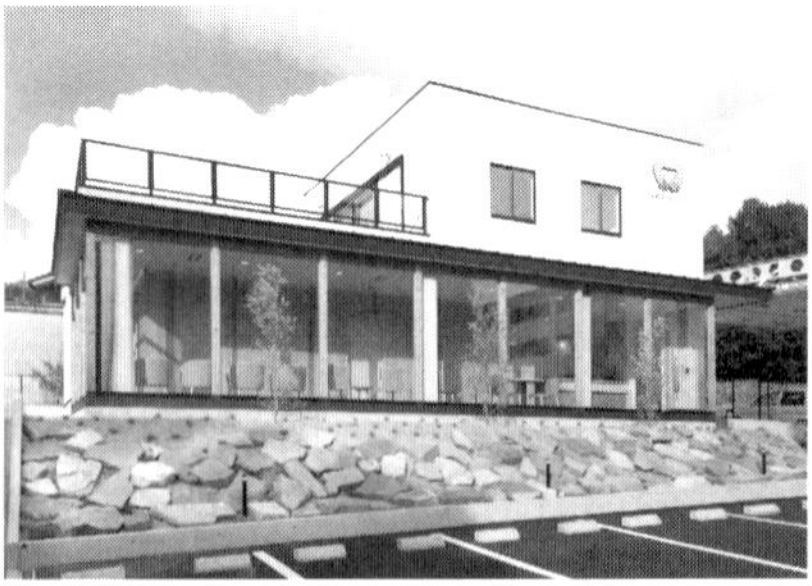

クリニック内にアロマケアの専用ルームがある

整形外科と臨床アロマセラピー

学園南クリニック　香月憲一院長

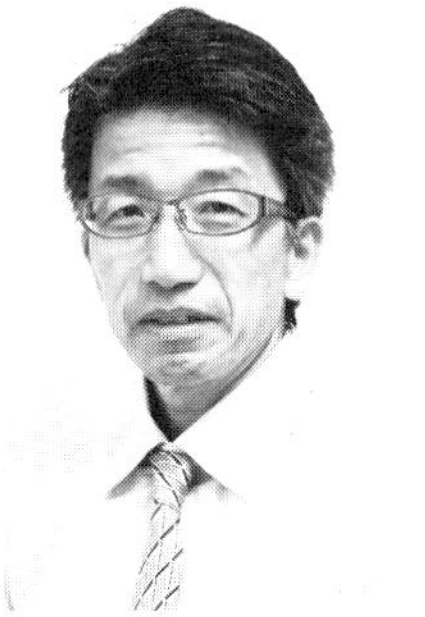

学園南クリニックは、私が30年間の勤務医生活に終止符を打って、3年前に奈良市の学園前に開設した整形外科とリウマチ科を中心に標榜している無床診療所です。骨折や脱臼といった怪我に対する救急治療に対応できるように、X線透視装置や手術室を完備し、最新の骨密度測定装置を使用した骨粗しょう症診断や、関節リウマチ患者さんに対する生物製剤治療を行っているのが特徴です。

整形外科のクリニックというと、広いリハビリスペースがあって、朝早くから近隣のお年寄りで混み合う、高齢者をメインターゲットとした医療施設というのがこれまでの常識でしたが、当クリニックではあえてリハビリ施設を備えていません。その代わりに内視鏡手術や簡易手術ができる手術室を備えています。勤務医時代から、私の専門が整形外科の中でも「手の外科」という、手や指のけがや病気を専門に扱う分野で、局所麻酔で外来手術を受ける患者さんが多かったからです。

予約制を導入しているのとリハビリ施設がないせいで、待合室の混雑度は一般的な整形外科診療所よりは緩和されています。患者さまの緊張を少しでも緩和できるように、建物は木造で木の香りがし、照明などにも工夫を凝らし、癒しの空間づくりを心がけてデザインしています。そして他の整形外科にはない臨床アロマセラピールームを併設しています。

整形外科にはいろんな患者さまが来院されます。多くの患者さんの主訴は「痛み」ですが、「痛み」には心因性のものも少なくなくありません。また、肩こりや体のむくみ、だるさ、体調がすぐれないなどの不定愁訴を持った方も多いのが特徴です。心因性の痛みや不定愁訴を有した患者さまには、薬や注射などの西洋医学では治しきれない方も大勢おられます。これまではそのような患者さまにリハビリ室で理学療法や物理療法を行ってきたのでしょうが、効果が得られないことも多く、整骨院や鍼灸院などの補完代替医療に救いを求める人も多かったようです。それならばクリニックにもそのような治療ができる施設を併設してはどうかと考えたのが、臨床アロマセラピーを導入したきっかけです。

開院準備をしていたときに、ある調剤薬局に併設する形で臨床アロマセラピールームがありました。そこで相原先生の指導されたセラピストが施術をされていました。その薬局のオーナーに先生を紹介していただき、先生のお話をお伺いして先生の臨床アロマセラピーにかける情熱に共感し、整形外科に通院する不定愁訴や心因性疼痛で悩む患者さまがたの治療に役立てばという思いから、整形外科クリニックに臨床アロマセラピーを導入するにいたりました。

学園南クリニックでは、一般診療だけでなく、健康長寿でいつまでも若々しく輝いていたい方をサポートするアンチエイジング医療にも力を注いでいます。注射・点滴療法やサプリメント外来に加えて、臨床アロマセラピーを導入することで「治療」と「癒し」の両面から、患者さまの健康回復や症状緩和を目指しています。

開院当初はなかなかこの「整形外科と臨床アロマセラピー」という組み合わせが理解していただけなかったようですが、最近では多くの患者さまにご理解いただけるようになり、ケアルームの利用者も徐々に増えています。これもひとえに相原先生と先生と一緒に働いておられるスタッフの方々のおかげと感謝しております。これからも臨床アロマセラピーの研究が進み、西洋医学では治しきれない病気の治療や症状緩和の手段の一つとして多くの患者さまに利用されるようになることを願っています。

⑦最後は、名古屋にある婦人科クリニックとの連携をご紹介しましょう。

「ココカラ ウィメンズ クリニック」

名古屋市東区泉一丁目23―36NBN泉ビル4階
TEL：052―950―5077

吉澤加奈子先生は、東京女子医科大学病院や愛知医科大学病院勤務を経て、2008年6月、名古屋市内に代替医療を取り入れた婦人科クリニック「ココカラ ウィメンズ クリニック」を開院されました。開院するクリニックにはケアルームが併設され、プロフェッショナルアロマセラピストが働いています。

加奈子先生は、女性のためのココロとカラダの元気のために「coco-kara」という、医師、料理人、アロマセラピスト、YOGA講師など各種の仕事人たちのネットワークも作られ、精力的に活動されています（http://coco-kara.net/）。

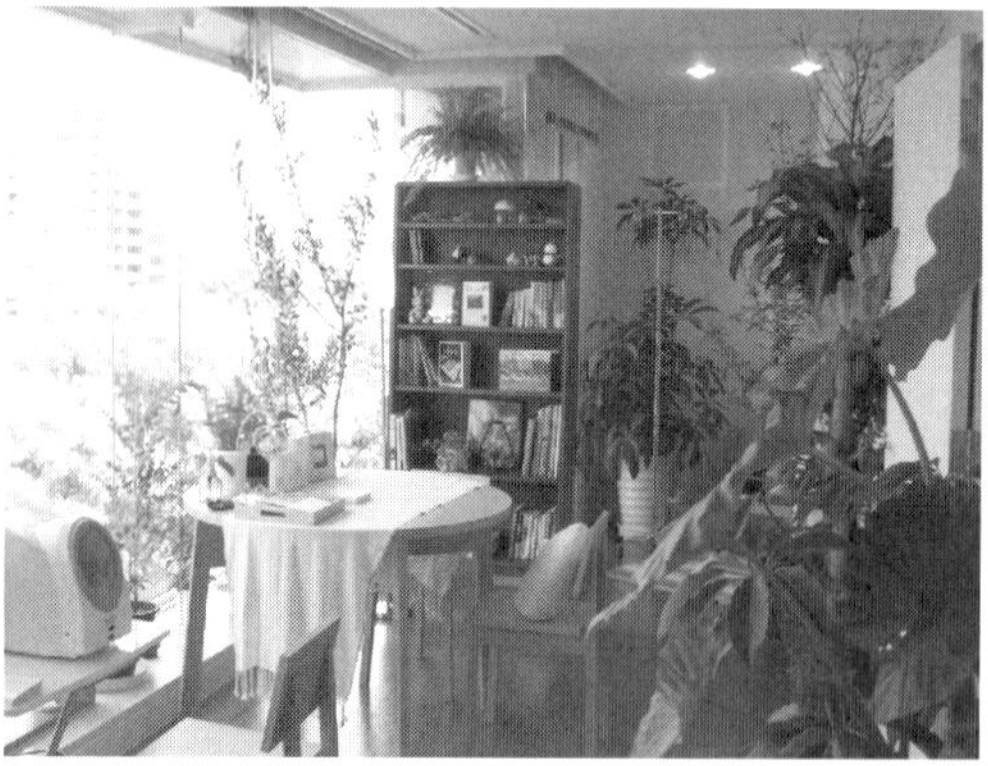

婦人科への抵抗感を全く持たずにリラックスして受診できる

また先生とは、NPO法人ウーマンリビングサポート（http://npo-wls.net/）を通じて、女性・妻・母と多くの役割を担う女性のライフサイクルにおいて起こるさまざまな不調を改善していく取り組みを行っています。

不調に悩む女性にとっての臨床アロマの可能性

「ココカラ ウィメンズ クリニック」吉澤加奈子院長

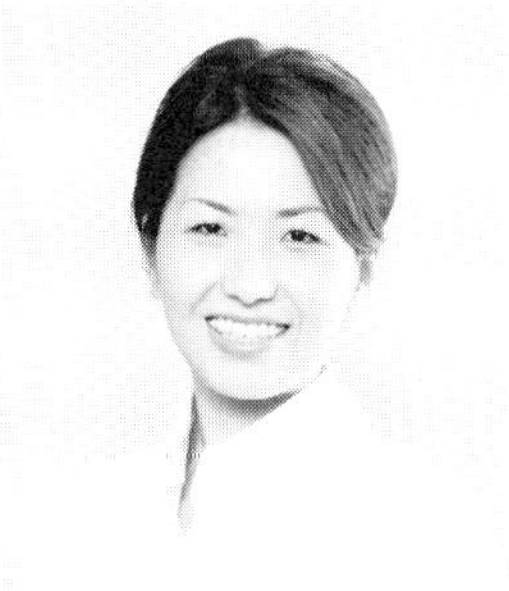

産婦人科は、もっともアロマセラピーが活用されやすい、そして、受け入れやすい領域のひとつと感じています。産科を掲げる個人開業医は「アロマルーム」「リラクゼーションルーム」などを設置し、そこでは産後や妊娠中のアロマセラピーの施術が医師の承認のもと行われています。ですが、残念ながら、これらのほとんどは、自費診療である「お産のサービスの一環」としてのみとらえられているのが現状です。

相原先生の実践されてきた臨床アロマセラピーは、こうした単なる「リラクセーションサービス」的なアロマセラピーとはまったく違うものです。私は、産婦人科のドクターがアロマセラピーをもっと理解し、ホルモンバランスの崩れや自律神経失調を伴う疾患など、西洋医学だけでは対応しきれない疾患の改善法のひとつとして、アロマセラピーを導入していくことを願っています。

実際、以前の勤務先のクリニックで、PMSや月経不順、月経痛などに悩む女性患者さんにアロマセラピーをすすめることがあるのですが、かなり高い割合で、「先生、先生に教えてもらった精油を買って、お腹をマッサージしたの、そうしたら、すごく生理痛が軽かったんです！」「PMSが今月は気にならなかったです」など喜びの声を聞くのです。

6月に開院した婦人科クリニックでは、相原先生の臨床アロマセラピーの知識、技術を積極的に取り入れて、患者さんの症状改善に役立てるとともにしっかりとデータをあつめ、医学会などで積極的に発表していくことを目標としています。

このように素晴らしい可能性を持つ「臨床アロマセラピー」の魅力を相原先生とともに伝え、看護師や鍼灸師など国家資格をもつ医療従事者への教育や、アロマセラピストとして多方面で活動するセラピストのレベルアップに力を注いでいきたいと考えています。

なお、相原先生には、NPO法人ウーマンリビングサポートでも、理事として参加していただいています。このNPOは、統合医療を日本に伝え広げ、女性がもっと綺麗に、健康に、ハッピーに毎日を過ごせることを目的として設立されました。内容としては、医療施設、老人介護施設、ホスピスなどへのアロマボランティアの派遣のほか、育児で疲れているお母さんたちの支援、ふだんの生活に取り入れやすい代替療法を活用した健康セミナー、妊娠・出産に関する正しい情報の提供などです。

今後も様々な形で、アロマセラピーを明るい日本の未来につなげていきたいと思います。

連携が成功した理由

私たちはこうした試みを、緩和ケアでは2003年から、クリニックでは2006年から始めましたが、おかげさまでどちらの施設でも患者さんや医師の支持を得ることができました。その理由をあらためて考えてみたところ、次の2点に尽きるような気がします。

(1) アロマセラピーや代替医療を正しく理解している医師、または理解しようとする医師、患者中心の医療を目指す医師と出会えたこと

(2) チーム医療に加われる知識と技術、コミュニケーション能力を持ったプロのアロマセラピストがいたこと

各地の医療移設や介護施設からアロマセラピー導入のご相談をいただくようになりました。導入のパターンは様々で、院内ケアルームの設置や委託業務、あるいはアロマセラピストの資格を持つ看護師をご紹介することもあります。

どのような場合でも、医療者側のアロマセラピーに対する考えをまず聞くようにしています。これは契約条件と同じくらい大切です。あとでアロマセラピーに対する見解の違いが出てきたら、長く働くことはできなくなるからです。もし、まだ十分に理解されていない場合は、セミナーを開いたり、資料で説明したり体験していただいています。

中には、「アロマセラピーは人気があるらしいからいいかもしれない」と割と安易に導入を考える医師の方もいらっしゃいますが、実際にはケアルームの経営が軌道に乗るまでには少し時間がかかります。アロマセラピーが患者さんにとって有効なものとして認知され、お金を払うだけの価値を持ってくださるには、いろいろな働きかけが必要になります。そのため、経営が順調になるまで病院側からどのような協力が得られるかも確認します。軌道に乗るまではアロマセラピストにとって経済的に苦しい時期になりますし、病院側がすぐに患者さんの人気になると考えていたとすると「本当に大丈夫だろうか」と不信感を持たれることもあるからです。

さてアロマセラピストについてですが、先日お会いした産婦人科の医師の、「いくらアロマセラピストといっても身体を知らない人に患者さんを預ける気にはならない。何かあったら医師の責任だからね」という言葉が印象的でした。そういう心配から、看護師経験のあるアロマセラピストを希望される医師がいるものも事実です。

これはボランティアでも同じことです。無料だから何をやってもいいということにはなりません。ある総合病院の医師は、「ボランティアがたくさん来てくれるようになったけど、来れば来るほどその実力差は明らかだね。アロマセラピストって皆同じかと思ったら違うんだね。個人の能力でこんなに違うんだ。大丈夫かな?と思う人には、悪いけどもう来てほしくないな」と話していました。皆同じように精油を学び、アロママッサージを学んでいるので外から見れば同じアロマセラピストですが、臨床ではそれ以外の能力も求められます。この「個人の能力」にこそ、プロの臨床アロマセラピストかどうかの真価が問われてきます。

アロマセラピーに関する知識や技術以外に医療者が望むことは、次のとおりです。

（1）基礎医学（解剖生理学・病態学・心身医学など）の十分な知識
（2）患者さんとの言語的・非言語的コミュニケーション能力
（3）精神神経免疫学・心身医学的考えをもとにしたケアができる能力
（4）各疾病の専門知識とその治療内容についての理解
（5）医療者とのコミュニケーション能力
（6）感染防止や安全確保についての基礎知識と実践

このような能力が、まず医療者との信頼感を確立するためにも、アロマセラピーを安全に患者さんに提供するためにも必要です。

アロマセラピーは自然療法なので、基礎医学を強調することに違和感がある方もいると思いますが、臨床アロマセラピストの場合は、西洋医学を補完する立場なので必須となります。西洋医学を理解した上で、自然療法のアロマセラピーをどのように患者さんの自己治癒力向上に役立てるか考える、この順番で関われば自信をもってチーム医療の一員になれると思います。

臨床アロマセラピストの活躍の場は無限大

いくつかの連携の実践のポイントをご紹介しましたが、誤解のないようにしてほしいのは、臨床アロマセラピストは「病院で働くセラピスト」だけを指すのではないということです。臨床アロマセラピストは、疾病を抱えた方のケアにアロマセラピーの手法を用いて関わるアロマセラピストのことですから、病院以外で仕事をすることも多いのです。もちろん今後、医療機関でアロマセラピーを行う人は増えていくと思いますし、「病院で働くのにあこがれます」などという声も聞くことがありますが、大事なのは働く場所ではなく、アロマセラピストとして何ができるかだということを心に置いておいてください。

看護師にしても、病院で働く人もいれば、施設や企業、製薬会社、あるいは保育園で働く人もいます。最近は独立して在宅看護の会社を立ち上げる人もいます。患者さんがいるところで働くのが看護師ですが、臨床アロマセラピストにも同じことが言えると思います。病院やクリニックで働く臨床アロマセラピストもいれば、在宅の患者さんを訪問したり、自分のケアルームで行う人もいます。広く臨床アロマセラピストの存在が知られるようになれば、臨床アロマセラピストの働き方も広がり、こういう誤解もなくなるのではないかと思っています。

第6章

これからの臨床アロマセラピストたちへ

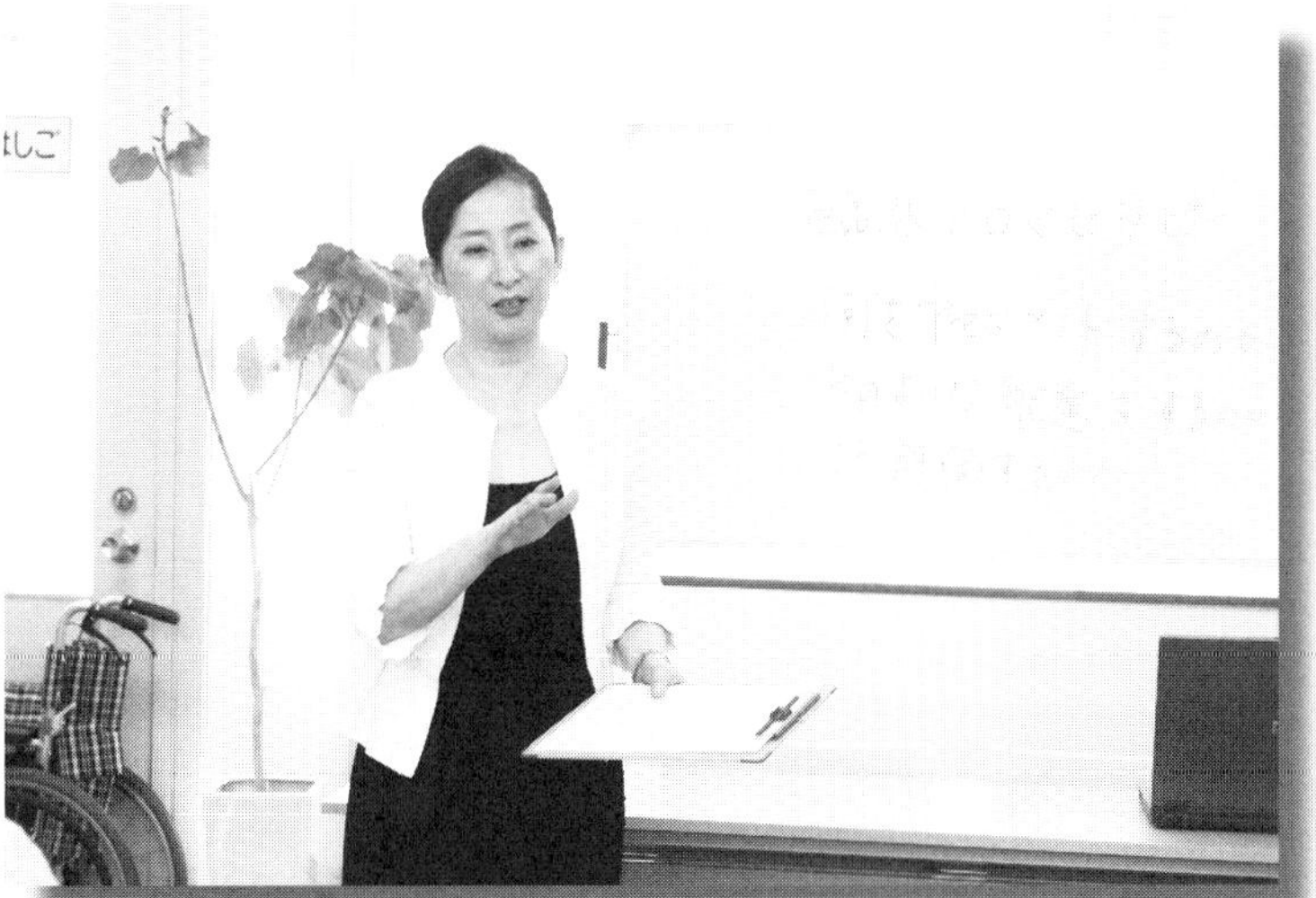

相手の成長を助ける

ここまで自分の臨床経験を振り返りながら、これから臨床アロマセラピストを目指す方へのメッセージとして書きつづってきました。書き進めていくごとに、これまで関わったたくさんのクライアントや患者さんの顔が浮かんできました。どの場面も鮮明に私の心の中に深く残っています。多くの患者さんとのふれあいの中で、実は私自身が癒され、多くのことを学ばせていただいてきたのだと感じます。

ミルトン・メイヤロフは『ケアの本質』の中で「ケアは自己犠牲でなく、相互信頼と深まりの中で質的に変わっていく関係を通して1行われる相互的なもの」[18]と表現していますが、アロマセラピストを続けていると本当にそのことを実感します。

私もこれまでの臨床の中で多くの患者さんと出会い、それぞれに違う苦しみや考え方を知り、人生の語りを聞き、肌に触れてきました。そのたびに、私自身が深く考えたり、悲しんだり、喜んだり、また人の力強さに感動したり……こうした経験を通してアロマセラピストになりたての頃とは明らかに違う、成長した今の自分がいると感じています。

でも勘違いをしてはいけないとも思うのです。メイヤロフも「自分自身を実現するために相手の成長を助けようと試みるのではなく、相手の成長を助けること、そのことによってこそ私は自分自身を実現する」と言っているように、9年間アロマセラピーを使ったケアに専心してきたことで、今あらためて自分を振り返ると結果的に成長している自分を感じるということであって、決して自分の成長が目的で患者さんと接してはいけないと思います。

最近、「病院でアロマをしたいんですが、どうしたらいいですか？」と尋ねられることが増えてきました。「なぜ病院でアロマをしたいのですか？」と聞くと、「(自分が)勉強したいので」「(自分が)経験したいので」といった志望動機を話される方がいますが、ぜひその主語を「クライアント」や「患者さん」に変えていってほしいと思います。アロマセラピストのために患者さんがいらっしゃるわけではありません。クライアントのために何ができるのかをしっかり見つめ、患者さんのためのアロマセラピストであってほしいと強く願っています。

４つの基本的な考え方

臨床アロマセラピストは次の４つの大切な考え方を持っていてほしいと思います。ただ、まだ勉強を始めていない方にとっては難しいと思いますが、経験をしていく中で少しずつ理解できますので、今はちょっと頭の隅に置いておいてください。

・全人的（Holistic）：病名だけで精油を選んではいませんか？　病気に焦点を合わせるだけ

でなく、心（mind）、身（body）、魂(spirit)の相互の関係性を考えながら、症状に苦しむその人にとっての癒しを考えてみましょう。

・ケアリング（Caring）：〝寄り添うこと〟と〝大切に思っていることを表現すること〟です。温かいタッチで癒すこと、語りに耳を傾けること、クライアント（患者さん）の生き方や考え方を認めること、そしてお互いに尊敬しあうことが大切です。有能なアロマセラピストたちは、与えられた時間のあいだクライアント（患者さん）に深く関わります。そのためには、クライアントが心を解き放ち、自由に話せる環境をつくる必要があり、アロマセラピストは自分自身の表情、態度、声のトーン、身振り、姿勢、身なりもその環境をつくる要素になるということを知っておく必要があるでしょう。

・個別性（Individualized）：一人ひとり心や体の状態が違います。それらを理解するためには、基礎医学の知識やコミュニケーション能力など高度なものが要求されるでしょう。また同じ病名を持っていてもその家庭状況や社会背景は皆さん違いますし、その方の病気に対する考え方も千差万別なので、一方通行な施術の提供になってしまったり、アロマセラピスト自身の価値観で判断したりすることがないように気をつけましょう。

・創造性（Creative）：基本的な知識や技術はしっかり学んでください。しかし、現場では患者さんに合わせたものに作り替える必要がでてくるので、そのときは「今、何が患者さんにとって最善なんだろう」と優先順位をしっかり考えて柔軟に対応できるように、直感力、想像力、創造力を養いましょう。

長く続けるために

感情労働という言葉を聞いたことがあるでしょうか。フライトアテンダントや看護師、デパートガールなど、人を対象とする職業を言います。感情労働では自分の価値観で相手の言動を評価し、判断するのではなく、相手の価値観ですべてを受け入れ、それに従って解釈していくことが要求されます。臨床アロマセラピストもこの「感情労働」にあてはまります。その上に、肉体労働や知的労働も加わります。

臨床アロマセラピストは、普段の生活ではまず出会うことのないようなドラマのような他人の人生を垣間見ることになります。激しい感情の表出、苦しみ、死、家族模様、予想もしないできごととの遭遇、隠し続けてきた過去、ときには嗜癖などと毎日直面するのです。そんな中にあって、自分の感情をコントロールしながら相手の話を傾聴し、相手の体と共感し合わなければなりません。そのため、精神的にも肉体的にも疲労感を感じやすいという特徴があります。臨床心理士やカウンセラーとは違い、タッチやコンサルテーションにおいて「自分を入れずに関わることが難しい職業」です。ミルトン・メイヤロフが「まるでその人になったように、その人の世界を見る。それはその人の目でもって見ることができなければ、相手の世界で相手の気持ちになることができない」[19]と言っているように、有能な臨床アロマセラピストほど、積極的に患者さんと関わりを持とうとします。それは、傷つきやすい状態にいるクライアント（患者さん）に対して、セラピスト自身が心を開くことこそ「ケアリングの本質」であり、「癒しの本質」だということを知っているからです。

しかし、それが充実感を感じる結果となればいいですが、中には自分の気持ちがコントロールできなかったり、肉体的な疲労感が限界値にきている場合は、アロマセラピスト自身が自分を責めてしまったり、最悪の場合「バーンアウト（燃え尽きること）」してしまうことにもなりかねません。

せっかく専門の教育を受け、臨床アロマセラピストになった皆さんには、患者さんのケアに長く従事してほしいと思っています。こうした状態にならないように、あらかじめ対策を立てておくことをおすすめします。いくつか私の経験の中からもお話ししてみたいと思います。

スーパーバイザーは不可欠

臨床アロマセラピストは経験を重ねるほど、患者のニードを的確につかむことができ、より全人的なアプローチができるようになります。しかし、臨床は人と人が織りなす世界ですので、「この手順でやればすべてうまくいく」という法則が存在するわけではありません。うまくいかないケースもありますし、判断に苦しむ時もあります。マイナス思考の患者さんに苛立ちを覚えたり、回復が望めない患者さんに対して無力感や言いようのない寂しさで自分がつぶれそうになることもあります。そんな時、「スーパーバイザー」の存在が重要になります。スーパーバイザーは、困った事態に対して指導や助言を与えてくれる人のことで、通常なら指導者や同じ職種の先輩がなることがほとんどです。医師も臨床心理士もそれぞれスーパーバイザーを持っています。なぜうまくいかないのか、あるいはケアする者として自分の気持ちをどのようにコントロールすればいいかということに対して、新しい考え方や方法を教えてもらったり、自分の中にある解決しなければならない感情に気づかされたりと、スーパーバイサーは臨床アロマセラピストにとってはなくてはならない存在なのです。迷い苦しむ時、プロだからと自分だけで乗り切る必要はありませんし、また人の意見を聞くことで、より見えていないものがはっきりしてくるので、信頼のおけるスーパーバイザーをもつことがとても重要になります。

私の場合、代替医療に精通した医師や臨床心理士にスーパーバイザーをお願いしていたので、潰れずにここまでやってこられたと思い、本当に感謝しています。しかし、独立したアロマセラピストがスーパーバイザーを見つけられなかったり、またそういう存在が不可欠だということ自体を知らない人たちが多いのも事実です。

臨床経験も10年以上となり、私もようやくスーパーバイズする側に立てるようになりました。後輩のアロマセラピストのために、これまでの経験や、過去にスーパーバイザーや患者さんから教えていただいたものを伝えていこうと思っています。ひとつの方法として、次にお話しする「ケーススタディミーティング」という形も有効だと考えます。

ケーススタディミーティングはできるだけ参加を

卒業生に個人的にアドバイスをすることはもちろんですが、私は月に1度ケーススタディミーティングを開催しています。アロマセラピストが以前困ったり、あるいは現在困っているケース、時にはうまくいったケースについてみんなで考え、本人だけでなく参加している他のアロマセラピストたちも自分の考え方を述べたりして一緒に考えると、新しい気づきを生む機会となるからです。

こうした症例検討会を、病院では「カンファレンス」と言います。私自身も関西医科大学での第一歩はカンファレンスから始まりました。他の人の経験を自分だったらどうするだろうと一緒に考えることで、自分の幅が広がり、同じような患者さんのケアへのヒントにすることができるので、患者さんを実験台にしないためにもカンファレンス（ケーススタディミーティング）は非常に大切だと感じています。

卒業した学校や所属の協会でケーススタディミーティングを行っていれば、是非参加してみてください。何かがつかめると思います。困った症例があったら、勇気を出して検討症例として出してみましょう。そして、アロマセラピストからいろいろなアドバイスをもらって、多くのことに気づき、学び、それをまた参加した仲間との大切な共有財産として、次のケアに活かしていってほしいと思います。

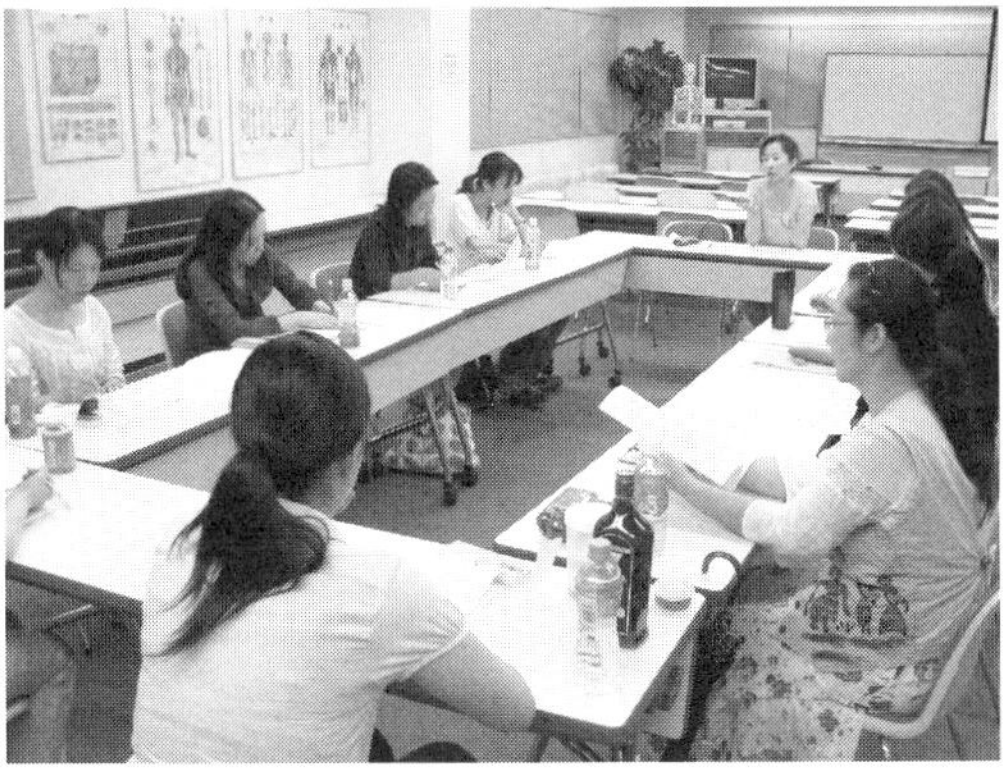
皆が真剣に臨む月１回のケーススタディミーティング

喪失体験を受け止めて前に

もうひとつ、臨床では必ず経験すると思われる「喪失体験」についてお話ししておかなければなりません。そのほとんどは担当の患者さんの「死」によって体験します。

私も多くの患者さんの死を見てきました。死は、当然のことと頭ではわかっていても、患者さんを亡くすと、関わった思い出の分、寂しさを強く感じます。それは病いで亡くなる場合もありますが、突然の事故の場合もあります。

ひとつ、私の経験をお話ししたいと思います。しいちゃんという少女のことです。

私がしいちゃんと出会ったのは、まだ彼女が17歳になったばかりの時でした。ガラスのような心という言葉がぴったりあてはまるような繊細な少女でした。精神的な不安定さをもっていて、自らを傷つけることもあり、お母さんと一緒にケアルームを訪ねてくる時は下を向き、ほとんど話をすることはありませんでした。ところが、初めてアロママッサージを行った時、アロママッサージ自体にもまったく怖がることもなく、施術後すぐに、すーすーと深い寝息を立てながらぐっすり眠ってしまいました。色が白く、少しほほを染めて、赤ちゃんのように無防備に眠る姿はまるで天使のようでした。アロママッサージが終わってもなかなか起きず、そんなときはお母さんと一緒に「本当にかわいい」と何度も言いながらしいちゃんの寝顔を見ていました。そのしいちゃんを見るお母さんの目は愛であふれ、その姿はとてもきれいでした。

しいちゃんは、毎回来た直後はほとんど話をしませんでしたが、アロママッサージでぐっすり眠ると顔色がよくなり、そして、次第に、細い声で、昨日あったこと、楽しかったこと、嫌だったことをぽつりぽつり話してくれるようになりました。

半年を過ぎたある日のことです。予約時間を過ぎているのに、しいちゃんは現れませんでした。すると、お兄さんから電話が入ったのです。

「妹が事故で亡くなりました。今日のアロマを楽しみにしていたんですが……」

はじめ意味がわかりませんでした。「亡くなった？」「何で？」頭の中をくるくる回るばかりで次の言葉が見つかりませんでした。覚悟していた死ではなかったので、悲しいとか寂しいとかいう感情はなく、頭の中が空っぽになったまま葬儀の場所を書きとめ受話器を置きました。その直後、手が震え座り込んで立てなくなってしまいました。それまでも患者さんの死には遭遇してきました。お葬式に参列したケースもあります。そのたびに寂しさを感じてきましたが、死に向かう過程をはじめから寄り添って見てきたので、ある意味覚悟ができていたのかもしれません。しいちゃんの死は今までに感じたことのない衝撃的なものでした。

私はなんだか置いていかれたようで強い孤独感に襲われ、何も考えられない状態で涙も出ないまま通夜に参列しました。

私はすぐお母さんの姿を探しました。お母さんは私の姿を見つけると「せんせい……」と子どものように両手を広げ、今にも倒れそうにこちらに歩いてこられます。私は駆け寄り、思い切り抱きしめました。お母さんのぬくもりを感じた時、私ははじめて涙を流すことができました。まるで欠けた心が2つ合わさったように。

するとと耳元で声が聞こえてきました。「先生、あの子みたいに苦しむ人を助けてあげてね。これからも助けてあげてね」。私はうなずくことしかできませんでした。

私はしいちゃんを助けることはできなかった。何もしてあげられなかった。こんなに早くお別れが来るのなら、もっともっとアロマをしてあげたかった。もっともっと。

悲しみから抜け出せない私はスーパーバイザーに助けを求めました。話をするうちに、子どもができなかったという私自身の喪失経験によって、自分の子どもでもおかしくない17歳のいたいけな彼女に対して特別な感情を持っていたのだと気づきました。私はこの自責の気持ちや孤独感や喪失感を整理するために、全く私を知らないサロンに行き、「何も聞かずにローズを1滴だけ入れて、背中をマッサージしてください」とお願いしました。このときほど人の温かさがありがたかったときはありませんでした。

気持ちの整理は、時間が過ぎていく中で少しずつできて癒えていったような気がします。その間も私は仕事を続けていました。プロですから他の患者さんの時に彼女を思い出すことはありませんでしたが、仕事が終わり帰宅し、シャワーを頭から浴びると目覚めたように彼女を思い出すのです。そして「私はしいちゃんに何ができたの？」と彼女に語りかけている自分がいました。今でも命日が近づくと同じ思いになります。

いつまでも悔いていてはいけないとも思います。でも忘れることもできません。これからも命日には彼女を思い出すことでしょう。ただ、それでいいんだと今は思うことができます。

命日には必ずお母さんとしいちゃんの思い出話をしますが、三回忌に「あの子が天国に行ってもまだ心配なんです」という言葉を聞いた時、親心の深さをあらためて感じることができました。だから、しいちゃんの命日の日は、私も離れて住むなかなか会えない両親に感謝を込めて電話をすることにしています。ちょっとだけ優しい言葉を添えて。

しいちゃんが残してくれたものは、ご家族にも、そして私にもたくさんあります。そのことこそが彼女が生きていた証なんだと思います。それを大切にしたいと心から思っています。

臨床に携わる医師、看護師はもちろんのこと臨床アロマセラピストも多かれ少なかれこのような喪失体験を持っています。それを受け止めて、自分の気持ちを整理しつつエネルギーの回復を待ちながら、それでも仕事に従事していく強さが求められます。早く立ち直るためにも、スーパーバイザーや経験を語れる仲間を持っていてください。

そして、苦しいときは、アロマセラピスト自身も無理をしないで、癒しの力に頼ってみるとよいと思います。

おわりに　～心からの感謝をこめて～

ひとりでも多くの患者さんの笑顔に出会いたい、その気持ちだけで2000年からひたすら走ってきましたが、「アロマセラピー」という言葉はもちろんのこと、「補完代替医療」という言葉すらも認知されていなかった10年以上も前の医療の世界で、快く学びの場を与えてくださった関西医科大学心療内科の中井吉英教授に心から感謝申し上げます。「病気」をみるのではなく、「病気を抱えた人」をみること、そうした全人的な見方ができるセラピストであれという言葉を肝に銘じて、これからもセラピストとして成長し続けたいと思います。

ナチュラル心療内科クリニックの竹林直紀院長にはいつも感謝しています。関西医科大学では心療内科の基礎から臨床における応用まで温かくご指導いただき、また学校やケアルームの設立においても多大なお力をいただきました。先生のここぞ！という時の心が洗われるようなアドバイスで私は成長し、いろいろなことに気づくことができました。これからも補完代替医療の未来のために頑張りますので、どうぞよろしくお願いいたします。

彦根市立病院緩和ケア科の黒丸尊治先生とは関西医科大学時代から居酒屋でのミーティング？が多かったのですが、お話は意外と熱いものが多く、「私も頑張ろう！」といつもエネルギーをいただいています。ただ次の日も熱く語った内容を覚えていてくださるとなおうれしいのですが……。お互い身体に気をつけながら、また熱いほろ酔いミーティングができることを願っております。

この他、たくさんの関西医科大学心療内科の先生方に貴重なアドバイスをいただきました。どの一言も私の胸に深く刻まれ、それらすべてが今の自分のセラピーを支えています。本当に感謝しております。

看護において、自分の手を使ったケアがいかに大切で必要かを教えてくださり、いつも温かい応援をしてくださる日本赤十字看護大学名誉教授の川嶋みどり先生、自分を信じて道を切り開きなさいと背中を押してくださった神戸市看護大学学長・元国際看護師協会会長の南裕子先生、異色なキャリアを持つ私を広い心で修士課程に受け入れてくださった兵庫医療大学副学長の鈴木志津枝先生、博士課程の8年間、厳しく楽しくケアとは何かをご教授いただいた敦賀市立看護大学教授の内布敦子先生に心から感謝申し上げます。

また今回の出版におきまして、奈良医科大学附属病院緩和ケアセンターの四宮敏章先生、彦根市立病院緩和ケア科の黒丸尊治先生、英ウイメンズクリニックの塩谷雅英先生、兵庫医科大学リハビリテーション医学の道免和久先生、学園南クリニックの香月憲一先生、ココカラウイメンズクリニックの伊藤加奈子先生には、お忙しい中文章を寄せていただきまして、誠にありがとうございました。代替医療をご理解いただき、患者さん中心の医療を実現しようとされている先生方の姿に深い感銘を受けております。

私の信念に賛同してくださり、臨床アロマセラピストの育成に尽力いただいているホリスティックケアプロフェッショナルスクールの講師の皆さま、本当にありがとうございます。

今回の本の執筆は、星夕子さん、中西永子さん、梶本佳代子さん、谷本真樹さんの兵庫県立大学看護学部社会人入学チームなしには書くことはできなかったと思います。時間のない私のために食事を作ってくれたり、笑わせてくれたり、励ましてくれたり……と学業と仕事の両立を心身両面でバックアップしてもらいました。ありがとう。尊敬できる一生の友人に出会えたことに心から感謝します。

両親にはいつも恥ずかしさが先に立ち、優しい言葉がかけられずにいた私に、「おまえが死ぬ時に『ああ、いい人生だった』と思える人生であればそれでいい」と私をいつも信じ、順風満帆とはいかないい人生の中で、揺るぎない愛情という柱で私を支え続け、どんな時も味方でいてくれた父と母。二人がいてくれたから、私はここまでやってこられたと思います。いつまでも元気でいてください。これからたくさん恩返しをしますからね。

これまで出会えた多くの患者さんにも感謝申し上げたいと思います。

私をセラピストとして一人前にしてくださったのは、やはり患者さんです。おひとりおひとりのお顔を思い浮かべながら、「こんなこともあった。あんなお話も聞かせていただいた」と懐かしく思いながらこの本を書き進めてきました。一度しかお会いしなかった方でも、お話してくださったことや身体の特徴など不思議なことによく覚えています。みなさんどうしていらっしゃるでしょう。ご家族はお元気でしょうか。

私のような人間を頼りにしてくださり、ほんとうに有り難いことだと感じております。セラピーが終わると「ありがとう」と言っていただけることが多いのですが、いろいろな人生の教えを伺うことができた私のほうこそ、皆様に心から感謝申し上げたいと思います。

そしてBABジャパンの原口紀子さん、私の長年の思いをこうして本にしてこの世に出してくださり、ありがとうございました。はじめての執筆で原口さんの導きがなければ成しえなかったと思います。

ドイツの哲学者、マルティン・ハイデッガーは『アリストテレスの現象学的解釈』の中で「生きることは、それが関わるところを捉えれば、〝気遣う〟ことと解釈することができる。あるもののために気を遣う、あるものに気遣う、気にかけながらなにかで生きていく。こう特徴づけたからといって、いつも悲痛な顔をして生きていくということではない。どっぷりと安心に浸っている時でも、平静な時でも、停滞している時でも、いつであっても『生きる』ということは気遣うことなのだ」[19]と述べています。

私は人を気遣うことこそ、ケアの原点だと考えています。アロマセラピーを必要としてくださるクライアントのために、私たちの職業はあります。つまり私たちは人をいたわり、アロマセラピーを通してケアをすることで、「自分の存在価値」が生まれるのです。自分以外の人をケアすることを通して、人の役に立つことによって、私たち自身は生きることの真の意味を感じていきます。私たちはアロマセラピーを通して、クライアントと深い関わりを持ち、その過程において感じ、考え、学び、そしてその中で〝自分〟というものを見つけ、成長していくことができるのだと思うのです。

神聖な香りの中で、クライアントの肌と私の肌が重なり、そこにお互いの思いが重なり、それが温かい空気のうねりとなってふたりを包み、そして一体化していく。誰にも傷つけられることのない、包まれたような安心感の中、お互いが癒され、生きていることを、出会えたことを感謝できる優しい気持ちが降ってくる……。Touching（タッチング）の意味に、「人に触れる」ことだけでなく「感動的な、人の心を動かす、胸を打つ」という意味があることも、アロマセラピストなら理解できると思います。アロマセラピーとはなんと素晴らしいものでしょうか。

臨床アロマセラピストとして独り立ちするためには、正しい精油の知識や高度なマッサージ技術だけでなく、基礎医学や精油化学や臨床実習などたくさんの勉強をしなければならないのは事実です。それだけでなく、いつもクライアントの立場になって考えられる想像力や直感力、アロマセラピストとして欠かせない思いやりや優しさも兼ね備えていなければなりません。でも目指そうと思う人ならば、きっと自分を磨く努力ができる人だと信じています。多くの方に臨床アロマセラピストを目指してほしいと思います。

私も臨床アロマセラピストになって10年以上経ちますが、完成したアロマセラピストにはまだまだほど遠いと感じています。これからもケアに専心し、一生臨床アロマセラピストとして努力し続けたいと思っています。

最後に患者さんが残された思いをご紹介して筆を置こうと思います。

緩和ケア病棟で、卒業生の音瀬さんが担当させていただいた元彦根医師会長、岡田彰先生が残された手記の一部です。

いろいろな経過を経て、彦根市立病院の緩和ケア病棟にお世話になっている。

その中で私はボランティアスタッフの代替医療で不思議な体験をした。

入院して3、4日間は、微熱が下がらず、倦怠感が強く、不機嫌であった。

ところが音瀬さんというアロマセラピストが訪れて、私にアロママッサージをしてくれた。

びっくりしたことに約1時間に渡るケアによって、体がうんと軽くなり、熱もひいたような感じを覚えた。実際、体温は平熱に戻り、以後1ヶ月間、熱が上がることはなかった。

私はこのような体験から、これからの医学がコンピューターを駆使した最新技術のみを追求するのではなく、もう一つの側面、それは古い時代から人間社会が取り入れてきた「癒しの技術」「気」の部分を実際の診療の場に、是非とり入れて貰いたいと願っている。勿論これらの方法が治癒不可能な疾患をすべて解決するというのではない。

ただ、１分１秒の生命の延長にすべてをかけ、終には敗北するというみじめな最後よりも、できるだけの救命処置を行ってもその予後の見通しのない人達に死への支援をしてあげることの意義を考えたいと思うのである。

「虎魚（オコゼ）のつぶやき」～不思議な体験～より

生と死を見つめ続けた故人の、医師としての最後のメッセージだと思います。この文章を読み、私たちはどれほど勇気をいただいたことでしょう。岡田先生の心思を胸に、これからも私たちは大切な命のそばに寄り添い続けたいと思います。

参考文献

1）吉田聡子、佐伯由香:香りが自律神経に及ぼす影響、日本看護研究学会誌、23(4):11-17、2000
2）*Battaglia S 1997 The Complete Guide to Aromatherapy. The Perfect Position(Aust)Ply Ltd.,Virginia, Australa*
3）*Zimmer P. Topics From Europe : Medical Tribune; 2004*
4）*Ohno T, Kita M, Yamaoka Y, Imamura S, Yamamoto T, Mitsufuji S, Kodama T, Kashima K, Imanishi J :Antimicrobial activity of essential oil against Helicobacter pylori. Helicobacter 8 :207-215,2003*
5）*Styles J :The use of aromatherapy in hospitalized children with HIV Complementary Therapy in Nursing 3:16-20,1997*
6）*Buckle.j :The role of aromatherapy in nursing care The Nursing clinics of North America Mar.36(1):57-72,2001*
7）桂戴作・山岡昌之:よくわかる心療内科、金原出版、1999
8）鳥居鎮夫:アロマテラピーの科学,朝倉書店、2002
9）山口創: 愛撫・人の心に触れる力, NHKブックス、2003
10）深井喜代子: ケア技術のエビデンス——実践へのフィードバックで活かす、へるす出版、2006
11）*Miron D,Duncan GH:Effect of attention on the intensity and unpleasantness of thermal pain. Pain39;345-352,1989*
12）デービッド・J・ナット,ジェームズ・C・バレンジャー、ジャン—ピエール・レピーム:パニック障害・病態から治療まで、日本評論社、2001
13）藤野彰子:看護とタッチに関する実践的研究——終末期がん看護に携わる看護師の用いるタッチ——、風間書房、2003
14）切池信夫編:摂食障害・治療のガイドライン、医学書院、2003
15）森田敏子:看護における癒し 患者の心に寄り添う実践知、金芳堂、2000
16）荒木重雄・浜崎京子:不妊治療ガイダンス、医学書院、2003
17）*Eugster A,Vingerhoets AJ,van Heck GL,J Psychosom Obstet Gynaecol,2004, The effect of episodic anxiety on an in vitro fertilization and intracytoplasmic sperm injection treatment outcome , 25:57-65*
18）ミルトン・メイヤロフ:ケアの本質——生きることの意味、ゆみる出版、2006
19）北川東子:ハイデガー 存在の謎について考える、NHK出版、2002

BOOK Collection

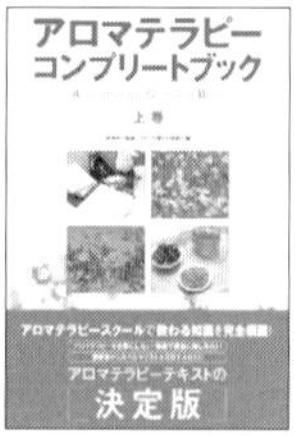

アロマテラピーコンプリートブック 上巻

アロマテラピースクールで教わる知識を完全網羅! アロマテラピーを仕事にしたい、家庭で安全に楽しみたい、愛好家からスペシャリストを目指す方までアロマテラピーテキストの決定版。わかりやすい図版で難解な解剖生理学も克服! カラーページが約 200 ページもの大ボリューム!

●林伸光 監修／ライブラ香りの学校 編 ●B5判 ●392頁
●本体5,000円+税

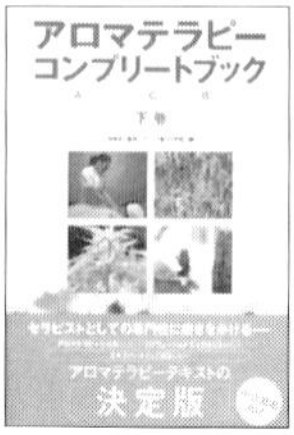

アロマテラピーコンプリートブック 下巻

26種の精油について、学名や抽出法、特徴や香りにまつわるエピソード掲載／ボディトリートメントの理論で触れることを多角的に解説／知識に磨きをかける「病理学」と「衛生学」／その他

●林伸光 監修／ライブラ香りの学校 編 ●B5判 ●344頁
●本体5,000円+税

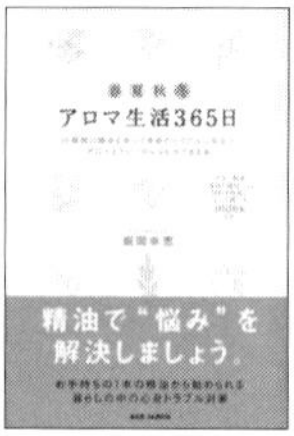

春夏秋冬
アロマ生活365日

「20種類の精油を使って季節のトラブルに役立つアロマセラピーのレシピができる本」 お手持ちの1本の精油から始められる暮らしの中の心身トラブル対策。「5つの方法」、「4グループ 20 種類の精油」、「5つの身体の部位」の組み合わせから生まれた365以上のアロマレシピを、月のテーマ別に紹介します。

●堀岡幸恵 著 ●四六判 ●316頁 ●1,600 円+税

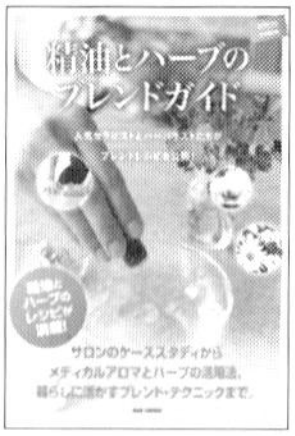

人気セラピストとハーバリストたちがブレンドレシピを公開!
精油とハーブのブレンドガイド

サロンで調合する精油やハーブのブレンドレシピから、医師や看護師・アロマセラピストが提供するメディカルアロマとハーブのブレンド方法、さらに公共の場や家庭で活用できる精油の使い方まで、様々なシーンに対応した精油やハーブの選び方とレシピを、詳しく解説。

●隔月刊誌『セラピスト』特別編集 ●B5判 ●156頁 ●本体1,800円+税

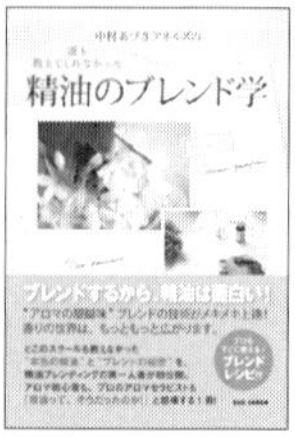

中村あづさアネルズの
誰も教えてくれなかった 精油のブレンド学

精油ブレンドの第一人者が、書籍発刊行。"本当の精油" と "ブレンドの秘密" を明かします!どのスクールも書籍も教えなかった、「精油ってそうだったのか」が満載! 油の物語を知れば、ブレンディングの技術は飛躍的に進歩する。アロマセラピーの初心者からプロのセラピストまで、誰もが読める永久保存版!! すぐに使えるブレンドレシピ付き。

●中村あづさアネルズ 著 ●A5判 ●212頁 ●本体1,600円+税

BOOK Collection

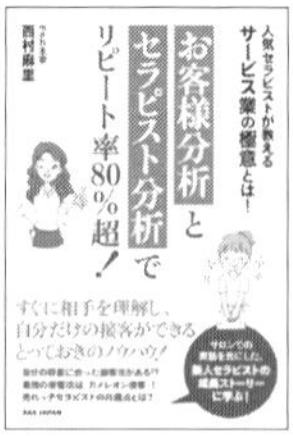

お客様分析とセラピスト分析でリピート率 80%超!
～人気セラピストが教えるサービス業の極意とは!～

すぐに相手を理解し、自分だけの接客ができるとっておきのノウハウ! 自分の容姿に合った接客法がある!? 本書でご紹介するのは、サロン現場の「どうして?」を分析した現場統計学。 セラピスト、エステティシャン、その他のサービス業にも役立つメソッドを大公開!

●西村麻里 著 ●四六判 ●208頁 ●本体1,400円+税

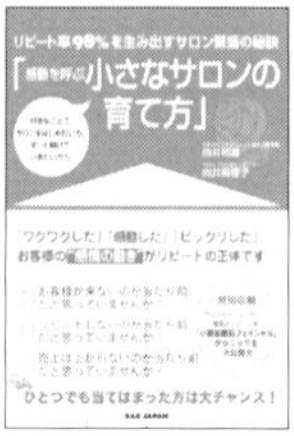

リピート率 98%を生み出すサロン繁盛の秘訣
感動を呼ぶ小さなサロンの育て方

「ワクワクした」「感動した」「ビックリした」お客様の“感情の動き”がリピートの正体です。「どうすればもう一度通っていただけるか」をひたすら考えぬき、長年の歳月をかけ完成したリピートの仕組み。誰にでもマネできる方法をこの一冊につめました。過去を断ち切り、正しく学び、現在の行動を変えることができれば必ず「思い通りの未来」になります。

●向井邦雄、向井麻理子 著 ●A5判 ●234頁 ●本体1,400円+税

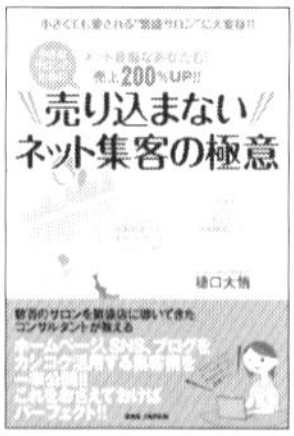

ネット音痴なあなたも売上 200% UP!!
小さなサロンのための
『売り込まないネット集客の極意』

小さくても愛される“繁盛サロン”に大変身!! ネットを活用しているのに、イマイチ集客に結びつかない……。もしかしたらサロンを売り込もうと、無理してネットを使っていませんか？こんな困った問題を解決する、売り込まないネット集客の極意を一挙公開！

●穂口大悟 著 ●A5判 ●244頁 ●本体1,500円+税

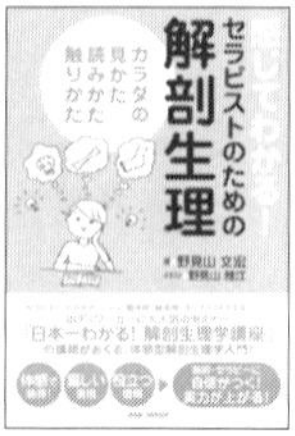

感じてわかる！セラピストのための解剖生理

「カラダの見かた、読みかた、触りかた」 カラダという、不思議と未知が溢れた世界。 本書はそんな世界を旅するための、サポート役であり、方位磁石です。 そして、旅をするのは、あなた自身！ 自らのカラダを動かしたり、触ったりしながら、未知なるカラダワンダーランドを探求していきましょう！ セラピスト、エステティシャンなど様々なボディワーカーに大人気のセミナー講師の体感型解剖生理学入門。

●野見山文宏 著／野見山雅江 イラスト ●四六判 ●180頁 ●本体1,500円+税

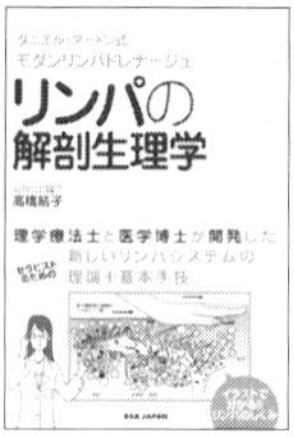

ダニエル・マードン式モダンリンパドレナージュ
リンパの解剖生理学

リンパドレナージュは、 医学や解剖生理の裏付けがある科学的なメソッドです。 正しい知識を持って行ってこそ安全に高い効果を発揮できます。 本書は、セラピストが施術の際に活かせるように、 リンパのしくみを分かりやすく紹介。 ふんだんなイラストともに、 新しいリンパシステムの理論と基本手技を解説しています。

●高橋結子 著 ●A5判 ●204頁 ●本体1,600円+税

著者　相原由花　Yuka Aihara

ホリスティックケアプロフェッショナルスクール学院長。英国ITEC認定アロマセラピスト。看護師。保健師。日本アロマセラピー学会理事・日本統合医療学会理事。日本臨床アロマセラピスト協会理事。日本ホリスティックナーシング研究会役員。神戸市看護大学大学院がん看護学修士課程修了。兵庫県立大学大学院看護研究科治療看護学博士課程修了。

http://www.hcpro.jp
hope@hcpro.jp

装丁 ● 中野岳人

香りとタッチングで患者を癒す
臨床アロマセラピストになる
～命のそばに寄り添うケアリングとは～

2008年9月30日　初版第1刷発行
2022年2月20日　初版第7刷発行

著　者　　相原由花
発行者　　東口敏郎
発行所　　株式会社ＢＡＢジャパン
〒151－0073 東京都渋谷区笹塚1－30－11 中村ビル
TEL 03-3469-0135
FAX 03-3469-0162
URL http://www.therapylife.jp
E-mail shop@bab.co.jp
郵便振替 00140-7-116767
印刷・製本　株式会社図書印刷

ISBN978-4-86220-373-1　C2077